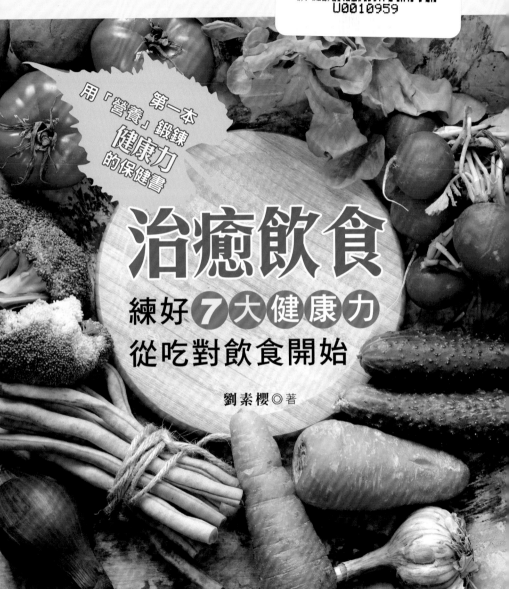

第一本
用「營養」鍛鍊
健康力
的保健書

治癒飲食

練好 7 大健康力
從吃對飲食開始

劉素櫻◎著

健康活到老：用「營養」來鍛鍊「健康力」

你是否曾想過要活到幾歲？

◆ 大學的時候，每次只要坐公車進臺中市，在臺中榮總站總會看到一群老伯伯提著大包小包的藥袋上車，對於從小身體健康，健保 A 卡（民國 93 年前是使用健保紙卡，蓋滿六次換卡，卡別從 A 卡開始類推下去）幾乎都沒用過的我來說，覺得每天必須吞一大把藥物過生活簡直是人生最悲慘的事。所以年輕的時候常想著「難道活到老就只能這樣過嗎？」。

◆ 大三的時候去新竹省立醫院實習，看到一位 33 歲的年輕女生直腸癌已到末期，每隔幾小時就打一次止痛藥還是痛得不斷呻吟。當時聽見無法進食的她跟媽媽說：「我好想吃貢丸喔～」，為此，我難受了一整天。

◆ 在醫院裡還看到一位因糖尿病、高血壓等多種慢性病而住院的老伯伯。不像其他住院老人僅有老伴照顧，這位伯伯的兒女很孝順，幾乎每天會輪流到醫院看顧他，但還是聽到被限制飲食的伯伯抱怨道：「呷喉死卡贏死無呷！」（寧可因吃而死掉，也好過死了沒辦法吃）。

　　所以年輕時的想法是「這輩子只要活到四十幾歲就好了，不要活太久！」，總覺得活太久並非好事。

長壽已成為常態，你的未來想要怎麼過？

　　光陰似箭、歲月如梭，轉眼間自己已來到「當初的期望年齡」，然後發現活到七、八十歲對現代人來講並非難事。根據內政部所公布的最新「簡易生命表」顯示，2015 年國人的平均壽命再創新高，來到了

80.2 歲，其中男性約為 77 歲、女性為 83.6 歲，這份資料說明如果妳是女性，妳有 92％的機會能活超過 65 歲，50％的機會能活超過 85 歲；而若是男性，則有 81％的機會能活超過 65 歲、50％的機會能活超過 80 歲。由於長壽已成常態，所以思考未來長遠的目標不在於要活到幾歲，而在於要怎麼活、怎麼過？

周遭有朋友的另一半，四、五十歲時就因健康問題而不能輕鬆出遊，即便要出國旅遊也只能參加所謂的「洗腎團」；也有朋友的家人五十九歲就中風癱瘓，整天只能躺在床上需要有人特別看顧；也曾在公園散步時，看到掛著鼻胃管或尿袋，或行動不便由看護推著輪椅出門的長者。相反地，也有很多活到六、七十歲，身體勇健到能踢跆拳道，或每天都能慢跑好幾公里，或常出國旅遊沒有時差的長輩。我們的未來可能是活到老、學到老、出國比賽沒煩惱；也可能是諸多限制與不便，每天不快樂過著毫無生活品質可言的生活。

因此，未來將會是如何，完全取決於你現在對健康的照顧！

健康並非命中註定，而是用心經營而來的！

講到健康，有些人會悲觀地認為這是遺傳與基因的問題，覺得自己身體之所以不好是因為先天體質不好、是遺傳所致，而不願承認這其實是自己的問題。事實上，只有極少數疾病是遺傳、一生下來就註定而無法改變的，其他大多數的疾病都是後天所造成的，譬如大家耳熟能詳十大死因中的癌症、糖尿病、高血壓、心臟病，或現代人常見的痛風、過敏、關節炎等慢性病。

即使家族有心臟病史也僅代表罹患此疾病的風險會比一般人高,並非「註定」一定會得這個疾病。若以「手槍射出子彈」來比喻罹患疾病,那麼一般人需要四個步驟:拿起子彈→將子彈放入槍匣→打開保險→扣下板機才能將子彈射出;有家族遺傳者所拿的「手槍」則是已放好「子彈」,故只要打開保險、扣下板機兩個步驟就可射出子彈。家族遺傳或有某疾病相關基因,代表的只是他們比別人更沒有本錢糟蹋身體而已,因為只要他們小心不拉開保險,不扣下板機,子彈還是不會射出來的。所以,只要能及早意識到自己的健康問題,並盡早開始保養,不管是否有家族遺傳問題,健康都是可以被我們掌握的。

養七力,讓自己健康活到老!

那麼,我們又該如何經營、照顧好自己的健康呢?答案是用「營養」。這裡的營養指的是食物,即現代醫學之父希波克拉底所提出「以食為藥」的概念;對於無法從飲食獲得足夠營養的人來說,營養也可能指的是營養補充品。

從事營養工作二十多年,對營養的觀念隨著環境與不斷地學習而有很大的轉換。以前在學校時,被教導「我們可以從食物獲得身體所需營養」,故不需要額外再吃營養補充品;出社會一段時間後,發現「人在江湖,身不由己」,餐餐自己煮、頓頓吃健康的食物並非一件容易做到的事,而很多研究也發現大部分的人無法從飲食中獲得足夠的營養,因此開始試著使用營養品來補足自己「因外食與忙碌生活」所造成的營養不足。正也因此,慢慢地發現原來只要給身體正確且適當的營養,是可以矯正身體失調,讓我們身體恢復健康的。

因此，當出版社看到我部落格及臉書裡所分享的營養保健與減肥文章，和我接洽、告訴我他們想要出一本給青壯年人，或對營養保健有興趣的人的書時，我花了很多時間在思考，到底讀者需要怎麼樣的一本書。我跑到好幾家書局去研究架上的健康叢書，發現坊間保健書籍分類分得很細，不僅五花八門，並且還各自表述。例如，同樣都是講癌症主題，就有各種不同的切入角度，有非常專業，也有非常個人式見解的寫法，而不同作者間的主張可能不同，甚至彼此衝突……。讓我深深感受到對一個只**想學會如何讓自己或家人健康的人**來說，找到一本適合的書到底有多辛苦。再聯想到曾在臉書、網路上看過一些似是而非的保健知識與健康主張，以及政府做的國民營養調查發現約三分之一的青壯年、半數的銀髮族有在使用營養補充品，但大多數卻不懂該買什麼產品，導致大部分人買到的保健品是廣告最多的產品，而非最適合自己需求的產品，讓我發現讀者缺乏的其實是一本**能夠對健康有全盤了解、能夠懂得該如何正確保養自己健康的書**，所以有了這一本書《治癒飲食：練好七大健康力從吃對飲食開始》。

不當的飲食會讓我們生病，正確且適當的營養則可喚醒身體的自癒力，讓我們重返健康；所以本書的前半部介紹的是飲食營養保健必懂的知識，包括疾病與飲食的關連、細胞營養及基礎飲食營養知識；後半部則介紹七個現代人常見的健康議題，包括重力（體重管理）、活力（體能精力）、肌力、腸力（消化道健康）、免疫力、循環力（心血管健康）、防癌力（癌症預防）等七個健康主題，**讓有心保養健康的人知道該從何處著手，並藉由養好這七個健康力，讓自己與所愛的人都能一起健康活到老**。

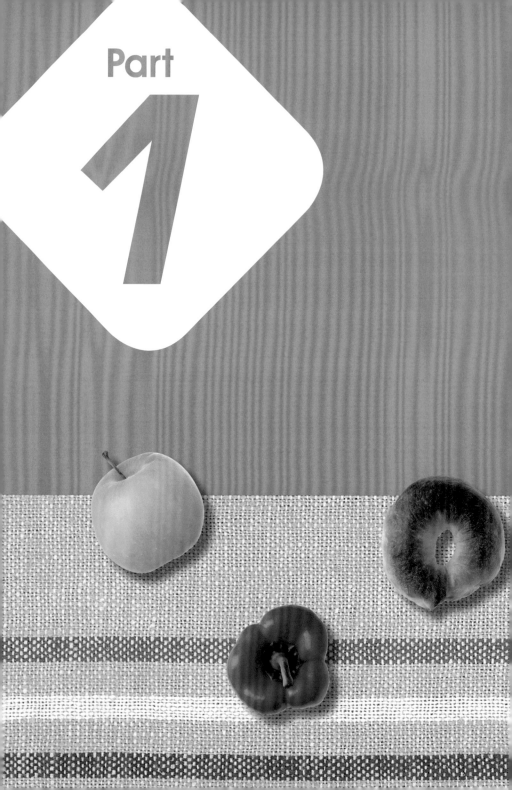

Part

1

你的「健康存款」
足以支付
你的未來嗎？

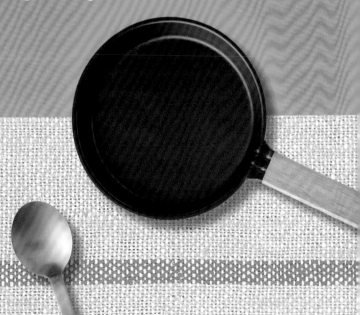

根據內政部的最新統計，民國 104 年國人的初婚平均年齡，男性為 32.2 歲，女性為 30 歲。假設結婚 2 年內懷孕生小孩，那麼當孩子讀完大學畢業時，父母大概是 55 歲左右。當孩子工作三到五年之後，稍微有個好一點、穩定一點的收入時，父母約在 60 歲左右。在 60 歲的時候，父母到底是孩子的靠山，還是孩子的負擔，這不僅取決於我們是否還有收入或足夠的儲蓄，更取決於我們是否「健康」。而晚年過的是含飴弄孫、出國遊玩、享受人生的生活，還是行動不便、只能宅居家中的日子？有沒有生活品質完全取決於你是如何照顧自己的健康，你已準備好迎接自己的未來了嗎？

一、為什麼要花時間保養健康、儲存健康財？

雖然大家都知道健康很重要，但每當講到營養保健很重要，要及早儲存健康財時，很多人會問說「有必要嗎？」其實，會有這樣的想法並不難理解，因為對大部分的人來說，健康就像空氣般，在我們生下來時後就自然存在，所以我們會花錢購買修理家電、保養車子、重新裝潢房子，卻鮮少想到要花時間與金錢在保養健康、儲存健康財上。多半是遇到、被迫失去健康時，或年紀大、身體走下坡時才會體會到健康的重要，才要開始積極保養身體。所以我們常會聽到某人因為罹患癌症，而大幅改變其飲食生活作息；或某人因罹患心臟病而開始重視起飲食鹽分、脂肪等的攝取。

為什麼大家會對營養保健這麼輕忽、不重視呢？在很多四、五十歲壯年人的想法裏，他們的父母輩、祖父母輩以前也沒有花時間與金錢在健康保養上，身體也是好好的，所以無法理解為什麼要投資時間與金錢在保健上。殊不知隨著時代的改變，我們所處的環境已和祖父母輩的環

境大不相同，生活和飲食習慣也有劇烈地改變：

◆ **更嚴苛的環境挑戰：**相較於以前，現代的環境毒素更多、空氣汙染更糟、紫外線傷害更強、水源或土壤汙染更嚴重，而生活中的毒素與接觸到的化學物質也更甚從前。

◆ **更惡劣的飲食營養：**以前人吃的是天然、營養豐富的原型食物，現代人所吃的食物不僅因土壤貧瘠而營養不如從前，大量精製、便利的加工食物，到處可見的高脂、高糖、高熱量、低營養的垃圾食物，以及低成本所製造生產的劣質或黑心食品等，更是讓現在人的飲食營養問題雪上加霜。

◆ **更沉重的身心負荷：**包括熬夜、因工作而紊亂的生活作息，工作與生活所帶來的身心壓力，抗藥性細菌和新興病毒所造成的免疫負荷，及因長壽所帶來的老化與退化性疾病問題。

　　我們所面對的環境與飲食負荷遠較祖父母輩時代沉重，但飲食中所能獲得的保護性營養因子卻遠少於他們，因此若平日沒有好好保養健康，很容易讓脆弱的健康天秤失去平衡，而被迫提早面對擾人的健康問題。當然，會閱讀這本書代表你是關心健康的人，所以現在就讓我們開始來檢視自己的健康存摺、了解健康現況，以便為自己的美好未來，好好規劃健康財的儲蓄吧！

MEMO 🖊

二、檢視自己的健康存摺！

　　國人平均壽命越來越長，從民國 41 年時的平均 60 歲，到民國 61 年的平均 70 歲、81 年的平均 74.5 歲，一直到民國 104 年時，平均壽命已超過 80 歲。但遺憾的是雖然活得越來越久，卻不見得就活得健康，根據衛福部的資料顯示，103 年時國人平均壽命約 80 歲，但「健康餘命」卻僅有 71 歲。**所謂健康餘命指的是身體健康，不須仰賴別人照護的預期存活年數**，「平均壽命」比「健康餘命」高 9 歲，意味著年長者在去世前，有 9 年的時間是活在需仰賴醫療或他人的照顧下。故若想要長壽並且活得健康，就必須了解自己的身體狀況，並盡早保養、儲蓄自己的健康。

健康自我檢測：你站在健康的那一端？

　　大家都知道，我們不可能不做任何改變，就期許自己會有不一樣的未來，健康也是如此。試想，若一個人在 30、40 歲時就已經有膽固醇過高的問題，那麼到了 50、60 歲時出現血管阻塞或心絞痛等心臟病症狀是很正常的，到了 60、70 歲時出現更嚴重的症狀，如腦中風或心臟病發作也是可以預知的；即使現在我們很健康，但如果不加以保養，隨著年齡增長，身體機能老化也會讓健康開始走下坡。

　　圖一是健康階梯，您不妨閱讀不同階梯的狀態描述，來判斷自己目前站在健康的哪一端，以了解自己現在健康的儲蓄狀況。

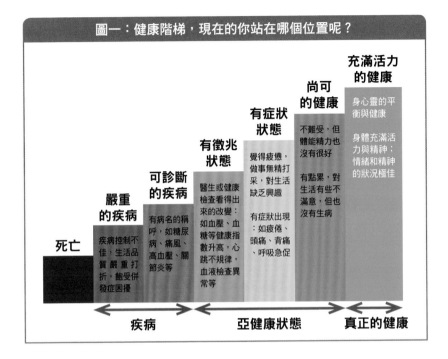

圖一：健康階梯，現在的你站在哪個位置呢？

充滿活力的健康
身心靈的平衡與健康
身體充滿活力與精神；情緒和精神的狀況極佳

尚可的健康
不難受，但體能精力也沒有很好
有點累，對生活有些不滿意，但也沒有生病

有症狀狀態
覺得疲憊，做事無精打采，對生活缺乏興趣
有症狀出現：如疲倦、頭痛、背痛、呼吸急促

有徵兆狀態
醫生或健康檢查看得出來的改變：如血壓、血糖等健康指數升高，心跳不規律，血液檢查異常等

可診斷的疾病
有病名的稱呼，如糖尿病、痛風、高血壓、關節炎等

嚴重的疾病
疾病控制不佳，生活品質嚴重打折，飽受併發症困擾

死亡

疾病　　　亞健康狀態　　　真正的健康

圖解說明

　　從健康階梯圖中，可見主要分為「疾病」、「亞健康」和「真正的健康」三大區塊。**根據世界衛生組織的統計，75～80%人口是處於疾病和健康之間的「亞健康」狀態，**所以針對亞健康狀態可再細分成幾個不同階段並加以概括的描述，可自我檢視較符合哪一種情況，藉此了解自己現在站在健康的哪一端。

　　如果你站在「真正的健康」這階，一定要為自己鼓掌，但別忘了繼續用心照顧它，因為身體機能會隨著年齡增長而下滑；如果你站在「疾病」這端，代表你的健康帳戶已是負債，但追求健康永不嫌遲，只要努力，還是可以降低疾病對身體的影響、改善生活品質；如果你站在「亞健康」階梯上，表示該是開始正視自己健康的時候了。健康如逆水行舟、不進則退，現在不開始努力投資健康帳戶，身體只會繼續往「不健康」邁進。

三、經營健康不可不知的兩個觀念！

1. 認識正確的健康標準！

　　很多人對健康的標準並不是很清楚，除了太多朋友間的聽說、網路錯誤資訊或謠傳外，還包括「認命心態」。為什麼這麼說呢？每次我在健康講座演講時，即使已先告訴聽眾健康血壓的標準是 120 ／ 80mmHg，但只要反問大家年長者的血壓標準為多少？大部分的人都會回答 140 ／ 90mmHg 或更高的數值，而當問他們為什麼會這麼認為時，答案往往是當他們去醫院檢查，量出來這樣數字的血壓時，醫生會告訴他們這是正常的。

　　140 ／ 90mmHg 的血壓真的是「正常的」嗎？當然不是。不管你是老年人還是年輕人，健康的血壓標準都是 120 ／ 80mmHg，醫生之所以告訴老人家血壓 140 ／ 90mmHg 是正常的，是因為隨著年紀增長、身體機能走下坡是老化的正常現象，所以醫生默認年紀大了就該服老、就該血壓偏高。

　　如果你告訴自己這是這正常的，你就不會認為自己可以改變它；但如果你知道什麼是健康的標準，知道自己現在狀況不佳，且不甘心年老後只能與高血壓、糖尿病為伍，那你就會想要改變它。相信你周遭也有外表、體能，及健康狀況看起來像是四十幾歲，但實際年齡卻有五、六十歲的人，從他們身上，我們可以知道年紀大不一定要視茫茫、髮蒼蒼、齒牙動搖、心有餘而力不足且讓健康亮起紅燈，只要我們願意，一定可以活到老並活得健康！

2. 均勻老化，才能健康活到老！

那麼，如果想要健康活到老，要從哪個地方做起呢？防癌？還是心血管健康的保養呢？

答案就是**從你自己最弱的地方做起**。

身體隨年齡增長而機能減退是無可避免的，但若身體某個部位老化速度過快，可能拖垮全身。舉例 45 歲的 A 先生肝臟很好、腎臟很健康，免疫力也很強，但血糖、血壓偏高且工作壓力大，那麼，A 先生可能在連續加班的操勞下引發心因性猝死。這時不管 A 先生其他器官有多年輕，還可以再用幾十年都沒有意義了。同樣地，假設 B 先生消化道、心血管健康都很好，但免疫力特別差，那麼，B 先生可能會因免疫力低下而拖垮身體，甚至可能在某一天，因無力對抗新興病毒的感染，或抗藥性細菌所引起的疾病而喪命。

所以，想要健康活到老，首先要先了解自己的健康狀況，找出自己身體的弱點並加以保養，盡量讓整個身體均勻地老化。其次，要對疾病有正確的認識，知道如何從根本處理健康問題，並有正確的飲食營養知識與技巧，透過營養來協助身體矯正失調。

四、儲存你的健康，養七力、讓健康更給力！

這本書最大的目的在於協助你如何**快速掌握自己七大健康主題帳戶的儲蓄狀況**，讓你能找出自己的健康弱點來做重點保養。

你準備好要開始重拾健康了嗎？現在，就讓我們一起邁入打造健康的行列吧！！

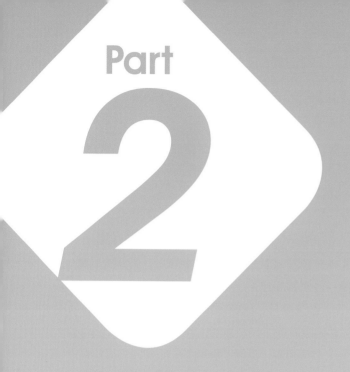

Part

2

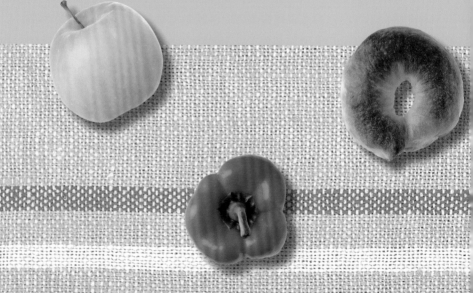

致病飲食 V.S 治癒飲食

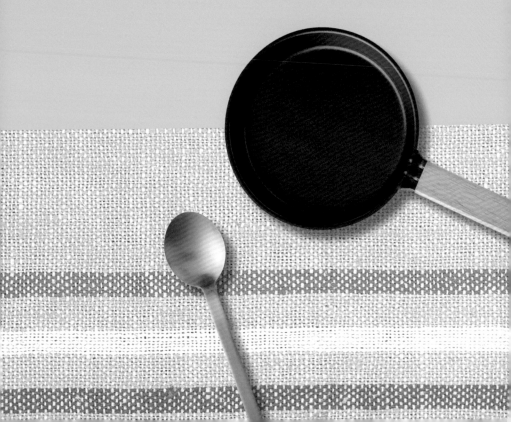

　　吃錯食物是否會致病？對大部分的人來說這個問題的答案多半是「會」，畢竟這幾年，有太多的食品被踢爆有問題，諸如奶粉添加三氯氰胺、食物中添加塑化劑、毒澱粉、假油及回收油等食安問題。但撇開這些黑心食物來看，我們平日的飲食其實並沒有我們想像中健康。一來是因為土壤貧瘠，食物營養大不如從前；二來是因為生活型態和環境的改變，影響了飲食的攝取，導致現代人普遍有營養不良的問題。再加上環境壓力、因年齡增長的生理老化，使得肥胖、癌症、糖尿病、高血壓、心血管疾病等飲食相關疾病成了現代人常見的健康問題。

　　或許，我們生活周遭中有很多事都是我們無法作主決定，如工作、人際關係等，但**西方諺語云「We are what we eat」（人如其食），對於每天及每餐要吃什麼，卻是我們可百分之百自己作主的**。飲食是「致病」還是「治病」完全由我們的選擇所決定！

吃出來的疾病，致病的現代飲食！

一、健康威脅：從感染性疾病演變為慢性病！

　　當回顧國人十大死因的演變時，我們會發現早期的十大死因是以傳染病為主，生病的原因是致病菌入侵所引起的感染性疾病。由於那個年代衛生狀況較差、醫藥水平較低、人們普遍營養不佳，因免疫力低的情況容易因感染而致死。以民國 41 年為例，當時國人的十大死因半數以上都是感染性疾病，前三名的胃腸炎、肺炎和結核病在現代看來，實在難以想像。

　　隨著時代的演變，抗生素的發現、醫療技術的大幅提升、飲食營養的改善，使得感染性疾病不再是威脅人們生命的問題，取而代之的是因

生活習慣改變所導致的慢性病。從表一中我們會發現，從民國 81 年後國人十大死因幾乎和現在差不多，大家所熟知的癌症（惡性腫瘤）、中風（腦血管疾病）、心臟病、糖尿病、高血壓均榜上有名。近幾年來十大死因的變動更小，前幾名幾乎固定不動，而倒數幾名的次序也只是前後稍微調動而已。

表一：歷年來的十大死因與平均壽命的演變

十大死因	民國 41 年	民國 61 年	民國 81 年	民國 91 年	民國 101 年	民國 104 年
1	胃腸炎	腦血管疾病	惡性腫瘤	惡性腫瘤	惡性腫瘤	惡性腫瘤
2	肺炎	惡性腫瘤	腦血管疾病	腦血管疾病	心臟疾病	心臟疾病
3	結核病	事故傷害	事故傷害及不良影響	心臟疾病	腦血管疾病	腦血管疾病
4	心臟疾病	心臟疾病	心臟疾病	糖尿病	肺炎	肺炎
5	中樞神經系之血管病變	結核病	糖尿病	事故傷害	糖尿病	糖尿病
6	周產期之死因	肺炎	慢性肝病及肝硬化	慢性肝病及肝硬化	事故傷害	事故傷害
7	腎炎及腎水腫	支氣管炎、肺氣腫	肺炎	肺炎	慢性下呼吸道疾病	慢性下呼吸道疾病
8	惡性腫瘤	肝硬化	腎炎、腎徵候群及腎變性病	腎炎、腎徵候群及腎變性病	高血壓性疾病	高血壓性疾病
9	支氣管炎	高血壓性疾病	高血壓性疾病	自殺	慢性肝病及肝硬化	腎炎、腎徵候群及腎變性病
10	瘧疾	腎炎及腎水腫	支氣管炎、肺氣腫及氣喘	高血壓性疾病	腎炎、腎徵候群及腎變性病	慢性肝病及肝硬化
平均壽命	男 57.4 歲 女 60.3 歲	男 67.6 歲 女 72.3 歲	男 71.8 歲 女 77.2 歲	男 73.2 歲 女 78.9 歲	男 76.4 歲 女 82.8 歲	男 77 歲 女 83.6 歲

資料來源：衛生福利部統計處

二、健康問題點：營養不良導致的疾病！

到底問題出在哪裡？為什麼這二、三十年下來，即使人們已經具有保健概念，也有更好的飲食、更多營養、更好的醫療與衛生條件，慢性病並沒有減少或消失，反而一直居高不下呢？

根據流行病學的統計分析，癌症、心臟病、中風、糖尿病、高血壓等慢性病的罹患風險和遺傳、生活型態有密切關係，而其中飲食更是扮演了重要的關鍵。另外，不管是動物實驗、臨床或流行病學的證據，均顯示特定的飲食型態和某些特定疾病有關連。例如，富含高脂及飽和脂肪的飲食和心血管疾病有關；高鹽攝取和高血壓、胃癌有關；過多的肉食、高脂、低纖飲食和大腸癌有關；多吃蔬果可降低癌症的風險；地中海型飲食可降低心血管疾病的風險等。

所以，當進一步審視飲食和健康的關聯時，你會發現這些現代人常見的慢性病大多是吃出來的：

◆ 習慣便利、精製加工過的食物，讓我們能從食物所獲得的營養大幅減少。

◆ 習慣喝汽水、茶飲、有味道的含糖飲料，或以餅乾、零食作為點心食用，讓精製糖類的攝取大幅增加，導致胰島素飆升，並增加肥胖和慢性病的風險。

◆ 習慣食物要色香味俱全；經常購買廉價的食物，讓我們吃入了很多不必要的食品添加物，以及劣質假食物，帶給身體沉重的負擔。

◆ 習慣以外食、速食、冷凍食品為正餐，導致營養不均，而低蔬果的攝取更讓身體缺乏維生素 C、纖維、植化素等多種維持健康所需的營養素。

◆ 喜歡多肉的飲食，導致蛋白質攝取過量，進而加重腎臟負擔；伴隨肉類而來的大量脂肪、膽固醇，同時也增加心血管疾病的風險。

◆ 喜歡過鹹、重口味的食物，導致攝入過多的鹽、糖，增加高血壓、心臟病和中風等疾病的風險。

◆ 喜歡高溫油炸食物，吃入了大量油脂氧化裂變所產生的自由基與致癌物，增加了癌症和慢性病的罹患風險。

◆ 喜歡購買大份量食物、愛吃點心零食和消夜、用食物來聯繫感情或犒賞自己的習慣，導致熱量攝取過多而發胖。

　　但若追根究源，我們會發現這些不良飲食攝取習慣和大環境的變化關係密切：居住環境、生活型態的改變，影響了我們對食物的選擇，不當的飲食攝取讓我們無法從食物中獲得足夠的營養；雪上加霜的是我們還得面對伴隨著長壽而來的生理機能老化問題，及個人不良習慣所造成的身體過度負荷，而這一切的累加結果就是加重營養不良所帶來的傷害，讓肥胖、關節炎、糖尿病、高血壓、心臟病、癌症等飲食營養相關慢性病，也成了現代社會最普遍的健康問題（圖二）。

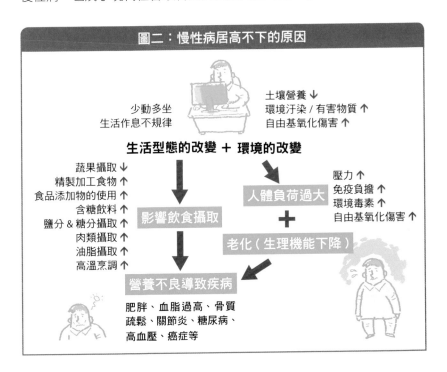

圖二：慢性病居高不下的原因

少動多坐
生活作息不規律

土壤營養 ↓
環境汙染 / 有害物質 ↑
自由基氧化傷害 ↑

生活型態的改變 ＋ 環境的改變

蔬果攝取 ↓
精製加工食物 ↑
食品添加物的使用 ↑
含糖飲料 ↑
鹽分 & 糖分攝取 ↑
肉類攝取 ↑
油脂攝取 ↑
高溫烹調 ↑

壓力 ↑
免疫負擔 ↑
環境毒素 ↑
自由基氧化傷害 ↑

影響飲食攝取

人體負荷過大

＋

老化（生理機能下降）

營養不良導致疾病

肥胖、血脂過高、骨質
疏鬆、關節炎、糖尿病、
高血壓、癌症等

給細胞正確營養，用營養來治病！

有鑑於現代社會常見的慢性病是營養不良所致，我們自然可透過「營養補充」來校正因營養缺乏而導致的問題。近幾十年來有很多學科都是主張用營養來幫助身體恢復自癒力，重回健康狀態，如功能醫學（Functional Medicine）、營養醫學（Nutraceutical），以及營養基因學（Nutritional genomics）等。

❖ 功能醫學（Functional Medicine）

又稱分子矯正醫學（Orthomolecular Medicine），是由兩次諾貝爾獎得主鮑林博士於 1968 年提出來的觀念。其特色是以病人為導向，而非疾病；主張疾病是因為細胞缺乏營養，導致身體動態平衡的失調，透過給予身體正確的分子（營養素）可矯正，並使其恢復平衡。由於每個人體質的差異性，所以不同的人有不同的營養需求，也會有不同的營養處方。

❖ 營養醫學（Nutraceutical）

在 1980 年初期發展的新觀念，主張利用食物或食物的一部分（如纖維、多元不飽和脂肪酸、植化素等）來調節和維持正常生理機能、幫助人體健康的維持，以提供醫學或健康上的益處，涵蓋領域包括疾病的預防和處理。營養醫學強調取自天然的食物，所以從東方的中藥到西方的草藥等都屬於營養醫學的範疇。簡單地說，它就是老祖宗說的「食療」科學版，也是現代醫學之父希波克拉底（Hippocrates）所說的，「讓你的食物成為你的藥，讓你的藥成為你的食物」（Let food be thy medicine and medicine be thy food）的意思。

✤ 營養基因學（Nutritional genomics）

這是隨著人類基因科學研究，及人類基因解碼計畫完成後所發展出來的一門科學，主張**不僅基因和疾病有重要關聯，營養與基因間也會相互影響。研究食物中的營養是如何影響基因的表達，或個人基因對食物中成分的反應等**。簡單地說，這是一門專門研究人類飲食與基因間交互作用的學問。

讓營養成為你的藥物！

一、同半胱胺酸 v.s 心血管健康

營養可以矯正身體的失衡，以血管發炎為例，在心血管疾病的眾多風險中，有一個叫做同半胱胺酸（homocysteine）的獨立風險指數，血液中此指數若太高的話，會損傷血管導致血管硬化，進而引起各種心血管問題。對健康的人來說，同半胱胺酸過高會增加罹患心血管疾病的風險，對已有心血管疾病問題的人來說，高指數則會增加死亡率；另外，過量的同半胱胺酸也會傷害神經系統的功能。

聽起來似乎很嚴重，但若你有從食物中獲得足夠的營養時，同半胱胺酸並不會造成太大的麻煩。因為在**維生素 B6 的幫助下，身體能將同半胱胺酸轉變為胱胺酸，在維生素 B12 和葉酸的幫助下，則能轉變為甲硫胺酸**，因此有同半胱胺酸過高的人只要補充葉酸、維生素 B6、B12，就可以改善因同半胱胺酸過高帶來的健康危害。

二、維生素 D 在健康上的廣泛調節作用

在一般人的認知及舊有的營養觀念裡，維生素 D 能幫助鈣的吸收，所以對骨骼健康很重要。但新的科學研究告訴我們，維生素 D 不僅對骨骼健康很重要，還在免疫、癌症、心血管與腎臟的健康上扮演重要角色。

為什麼維生素 D 突然變得這麼神奇呢？這是因為科學家後來發現到人體很多細胞裡都有維生素 D 接受器的存在，讓這些細胞能接受維生素 D 的調節。目前研究發現人類約有 3% 的基因，也就是約 1,000 個不同的基因會受維生素 D 直接或間接調節，這也是為什麼維生素 D 缺乏或不足和眾多疾病有關，且會增加死亡率的原因。也正因此，很多人主張其實維生素 D 應該算是一種荷爾蒙，而不僅是一種維生素。

為什麼營養可以成為藥物？其實，不管是功能醫學、營養醫學或營養基因學，主張的根本都是細胞，探討的都是營養與細胞間的關聯。認為人之所以會生病是因為缺某些正確的營養，讓細胞不健康，進而導致身體失調，或讓人體無法對抗外來的細菌、病毒的侵襲而致病。如果能提供細胞適當且正確的營養，細胞就能恢復健康並發揮其應有的生理機能，因此就能改善身體的失調而恢復健康。換句話說，透過營養可以校正細胞的失調，喚醒細胞自癒力來讓我們重拾健康！

認識神奇的身體！

或許有些人會疑惑營養素什麼時候變成那麼神奇了？神奇的其實是我們的身體，營養只是用來喚醒本身的自癒力而已。以車子來打比方，若將身體比喻為超級跑車，那麼身體所需的各種營養素則好比是能讓這台超級跑車跑出時速 400 公里所需的汽油、引擎機油、剎車油、變速箱油和動力輔助液壓油。當車子缺乏這些油時，將會影響此跑車的機能，讓跑車僅能跑出轎車的水平，或讓跑車無法發動。這就跟人體若缺乏某些必須營養素時，可能會影響身體部分生理機能，導致健康出問題，讓我們更容易生病，嚴重時甚至可能導致死亡的道理是一樣的。

一、我們的身體到底有多神奇？

根據科學家的推測，人體約有近 40 兆的細胞。試想想看，如果一家公司能夠管理好四千人，我們就會覺得很了不起，但我們的身體管理的細胞數量是四萬的一億倍。它必須能溝通協調全身 12 大系統、近 80 種器官，滿足所有細胞的不同需求，並解決彼此間的矛盾，所以人體有很多神奇精密的設計，能針對不同的狀況去調節，以滿足眾多成員們的需求。

以大家較熟悉的話題「補鐵」為例。儘管鐵對人體健康很重要，缺乏時會引起貧血，影響輸送氧氣和營養給細胞，並與免疫、心智發展、能量代謝和工作表現有關。但鐵對身體來說是具有毒性的，因為在體內鐵離子不斷地在二價鐵（Fe^{2+}）和三價鐵（Fe^{3+}）兩種不同的原子價之間轉換，而這個過程會產生自由基，可能造成細胞的傷害。

為了解決這個問題，讓鐵的功能與毒性間取得平衡，身體會透過「黏膜阻斷」系統來調節鐵的吸收。如果身體儲存量夠、不缺鐵的話，

小腸細胞就會製造鐵蛋白來和鐵結合，將多餘的鐵攔截住，不讓它進入血液，之後隨著腸細胞脫落將鐵排出體外；反之，如果缺鐵的話，鐵蛋白製造就會減少，讓更多的鐵能進入體內。而若鐵量太多，超過身體所能負荷時，細胞還會製造一種稱為「鐵沉著素」的蛋白質，盡可能和最多的鐵結合，來降低鐵的毒性。事實上，這類針對營養精細又複雜的生理調節機制，不僅是針對鐵，幾乎大部分的營養素都有類似的機制，而這也是為什麼會說我們的身體非常神奇的原因。

二、健康的身體來自健康的細胞！

營養之所以能治病，除了因為人體的設計非常神奇外，另一個原因是因為我們的細胞不斷地進行汰舊換新，讓我們有機會透過營養補充來校正身體的問題。

當我們生病去醫院掛門診時，會發現科別眾多，如眼科、骨科、心臟內科、腸胃內科、神經內科等。眼、心臟、骨、腸胃等，這些都屬於人體的器官，但器官並非人體最小的單位，器官是由不同組織所構成，組織則是由細胞所構成，所以人體最小的功能表現單位是細胞（參考表二）。

表二：人體組成的結構層級

層級	細胞 ➡	組織 ➡	器官 ➡	系統 ➡	人體
說明	結構和功能的基本單位 人體約由 40 兆個細胞所構成	由相同類型的細胞所組合	由不同類型的組織所組成	由不同類型的器官所組成	由不同系統所組成
舉例	單一個平滑肌細胞	平滑肌組織＝多個平滑肌細胞	血管＝內皮組織＋平滑肌組織＋結締組織	心血管系統＝心臟＋血管	人體是由很多器官系統所組成

人體如同車子一樣，開久了需要替換磨損的零件，為了確保身體各種機能被妥善地執行，人體的細胞只要時間到了，即使細胞健康仍然會被汰換掉。小腸腸壁細胞壽命為 2 ～ 4 天，皮膚表皮細胞壽命約 2 ～ 4 週，紅血球壽命長一點，約 4 個月，不同細胞汰舊換新的週期不同，當時間到了細胞就會自殺（此過程稱為凋亡，細胞會啟動基因上的自殺程序，讓細胞死亡），然後身體會根據 DNA 製造出同樣功能的新細胞來遞補。就是透過這樣不斷地汰舊換新，確保了身體的每個細胞盡可能都處在最佳狀態，發揮出各種精密複雜的功能。

據估計，**我們身體每天約更新 5%的組織，要製造新的細胞，身體會需要胺基酸建材與營養的參與**，故如果我們能提供身體正確且適當的營養，讓下一批新生的細胞在充足營養下誕生，就能讓它盡可能地發揮其原本被賦予的生理機能，身體便可恢復健康。以貧血為例，紅血球的壽命為 120 天，所以當你發現自己有貧血問題時，只要開始努力攝取優質蛋白質、鐵、葉酸、維生素 B12 等與造血有關的營養素，2 ～ 3 個月後，當身體半數以上的紅血球都是健康的新生細胞時，你的貧血症狀就可獲得某個程度的改善。

總結來說，人體相當奧妙，本身就具備有一定的自癒力，只要我們能給它正確且適當的營養，細胞健康，人自然就會健康。但到底什麼是適當營養，我們又該從哪些食物來獲得這些營養呢？這就是我們 Part3 要探討的內容了。

Part

3

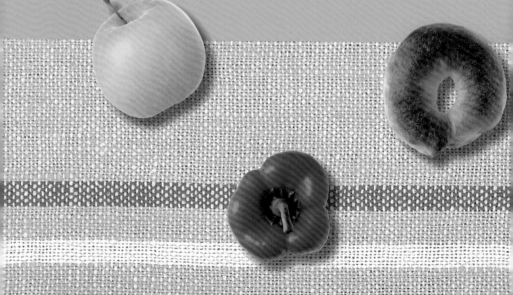

食物中的營養與健康密碼

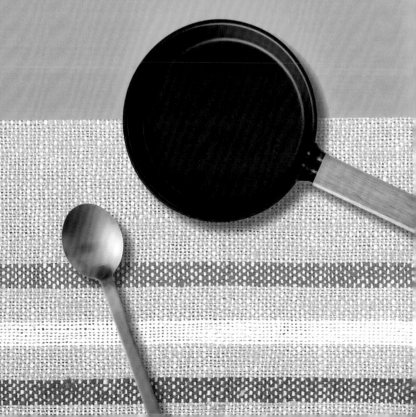

《黃帝內經》：「醫食同源」。

醫學之父希波克拉底：「讓你的食物成為你的藥，讓你的藥成為你的食物」（Let food be thymedicine and medicine be thy food）。

你是否曾好奇過我們為什麼每天必須進食？飲食營養均衡為什麼這麼重要？在回答這個問題前，先跟大家講一個「事實」，不管你現在是40、50，還是60歲，你身體裡大部分的細胞都不到1歲，其中很多細胞的壽命甚至僅有幾天，如小腸上皮細胞、胃壁細胞、味蕾、白血球、血小板等；儘管部分細胞的壽命有數週、數個月，或數年之久，但除少數外，大部分細胞遠比你的年齡年輕很多，這意味著你的身體每天都有大量的細胞正在進行汰舊換新。

據估計，身體每天約更新相當體重5%的組織，當舊的細胞死亡時，身體會製造新的細胞來取代，這個過程需要建材、營養及能量。這也是為什麼我們每天必須進食的原因，因為我們必須從食物中獲得熱量和營養，以供應細胞不斷地汰舊換新使用，或滋養、提供能量給細胞以執行身體各種生理機能！

人體每日需要上百種營養素！

你或許聽過吃鈣顧骨頭、吃鐵治貧血，預防牙齦出血要吃維生素 C 等說法。這裡所提到的鈣、鐵或維生素 C 都是維持細胞健康所必需的營養素，若缺乏的話將會影響細胞功能、進而危及健康，這類營養素也被稱為「必需營養素」。

　　所謂「必需」是以人體需要性來分類，**如果某個營養素是人體無法合成，或合成的量不足而必須由食物攝取才能避免缺乏，這樣的營養素就稱為「必需營養素」；反之則稱「非必需營養素」。但「非必需營養素」並非不需要**，而僅代表人體可自行合成，對食物依賴性較低。例如 DHA 和 EPA 這兩個 ω-3 脂肪酸，它對眼睛、大腦、心血管健康及抗發炎都很重要，但因為人體可以使用同為 ω-3 脂肪酸家族的必需脂肪酸「次亞麻油酸」（α-Linolenic Acid）為原料製得，所以即使 DHA 和 EPA 對健康很重要，但並沒有列在必需營養素中。

　　為了維持健康，人體所需要的營養素有上百種、甚至數百種，包含必需與非必需營養素，表三列出其中的 40 多種必需營養素，供讀者了解。

表三：人體必需營養素

分類	次分類	必需營養素
醣類	--	葡萄糖
脂肪	必需脂肪酸（2 種）	亞麻油酸、次亞麻油酸
蛋白質	必需胺基酸（9 種）	離胺酸、甲硫胺酸、白胺酸、異白胺酸、苯丙胺酸、色胺酸、羥丁胺酸、纈胺酸及組胺酸（此營養素小孩才需要）
維生素	脂溶性維生素（4 種）	維生素 A、D、E、K
	水溶性維生素（10 種）	維生素 C 和 9 種維生素 B，包括維生素 B1、B2、B6、B12，菸鹼酸、泛酸、生物素、葉酸和膽鹼
礦物質	巨量礦物質（7 種）	鈣、鎂、鉀、鈉、氯、磷、硫
	微量元素（8 種）	鐵、硒、鋅、碘、氟、銅、錳、鉬
其他	--	水

熱量來自哪裡？認識各類營養素的功能！

　　為了方便大家了解如何吃對營養來幫助身體健康，一般習慣把營養素分為醣類、蛋白質、脂肪、維生素、礦物質和水六大類；近年來，更因營養保健意識的抬頭，有些人會把能促進身體健康、預防慢性病的膳食纖維和植化素加入，並稱為八大營養素。不同營養素在體內有其不同的功能，所以，為了健康我們必須均衡飲食，以期能獲得食物中廣泛且不同的營養素。表四列出了各類營養素在人體內的主要功能。

表四：各類營養素在人體內的主要功能

功能 \ 營養素	醣類	蛋白質	脂肪	維生素	礦物質	水	膳食纖維	植化素
提供能量	✓	✓	✓	--	--	--	--	--
建構身體組織結構	✓	✓	✓	--	--	--	--	--
調節人體機能、促進生長發育	--	✓	✓	✓	✓	✓		
促進健康、預防慢性病	✓	✓	✓	✓	✓	✓	✓	✓

　　在所有營養素中，僅有三類營養素具有熱量，分別為醣類、蛋白質和脂肪。所以平日所吃的食物只要含醣類（如澱粉類食物、水果）、蛋白質（如豆魚肉蛋類、奶類）、脂肪（如炒菜的油）都會有熱量，吃多了就容易胖。而餅乾、麵包、零食、蛋糕等，因為主要是用澱粉、砂糖、油脂等富含熱量的原料所做成，所以屬於高熱量食物。

在這三大含熱量營養素中，醣類和蛋白質每 1 公克可產生 4 大卡熱量，脂肪則能產生 9 大卡熱量，是醣類和蛋白質的兩倍多。所以，如果想要控制熱量的話，首重油脂的控制，也就是從烹調方法的少油做起，其次才是澱粉和肉類食物攝取量的控制。

講到熱量，大部分人會將它和發胖畫上等號，事實上，熱量是我們存活的基礎。從食物中所獲得的熱量，有六到七成是用來維持呼吸、心跳、體溫等基礎生命現象，一成左右用來消化吸收食物，最後一到兩成則用來供應你從事日常生理活動及運動使用。所以熱量不是壞東西，吃醣類、蛋白質和脂肪也不見得會胖，關鍵在吃了多少。有關如何管理熱量，避免體重過重，將在 Part4 中的第一章〈重力～體重管理增健康！〉進行介紹。

營養來自哪裡？認識食物分類！

食物依主要營養素不同，分為六大類食物

很多人對食物有許多成見，例如「認為米飯容易胖不是好東西」、「吃肉類會讓膽固醇過高，最好不要吃」、「蔬菜熱量低多吃無礙」、「水果是健康的食物，可以安心食用」等。事實上，**每類食物都有其特色營養素，沒有單一種食物能提供所有人體所需的營養素，所以，想要獲得身體所需的上百種營養素，我們必須廣泛攝取不同類型的食物，透過正確的食物組合才能達成這個目標**。基本上，除非食物已經壞掉，否則食物本身沒有好壞之分，只有量是否足夠能滿足身體需求，還是量過多而造成身體負擔之別。

　　那麼，所謂正確組合到底是什麼？要如何吃才能攝取到上述人體所需要的營養素呢？為了方便大家了解，營養學上將食物依「主要營養素」的不同，分為五穀根莖類（或稱為主食類或澱粉類）、奶類、豆魚肉蛋類、蔬菜類、水果類和油脂類六大類。

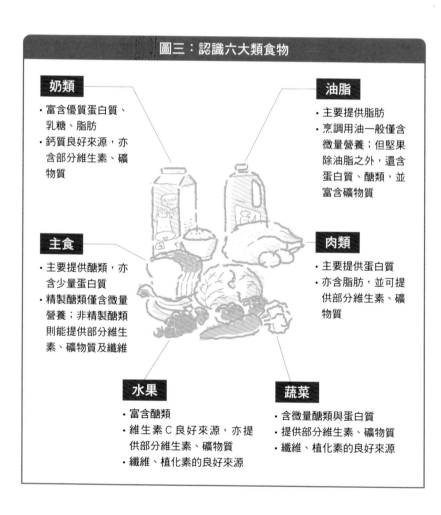

圖三：認識六大類食物

奶類
- 富含優質蛋白質、乳糖、脂肪
- 鈣質良好來源，亦含部分維生素、礦物質

油脂
- 主要提供脂肪
- 烹調用油一般僅含微量營養；但堅果除油脂之外，還含蛋白質、醣類，並富含礦物質

主食
- 主要提供醣類，亦含少量蛋白質
- 精製醣類僅含微量營養；非精製醣類則能提供部分維生素、礦物質及纖維

肉類
- 主要提供蛋白質
- 亦含脂肪，並可提供部分維生素、礦物質

水果
- 富含醣類
- 維生素C良好來源，亦提供部分維生素、礦物質
- 纖維、植化素的良好來源

蔬菜
- 含微量醣類與蛋白質
- 提供部分維生素、礦物質
- 纖維、植化素的良好來源

表五：六大類食物中醣類、蛋白質和脂肪的分布

食物分類 ＼ 營養素	醣類	脂肪	蛋白質	說明
五穀根莖類（或稱主食類）	✓		✓	每份主食含 15 公克醣類、2 公克蛋白質，熱量 70 大卡。 一碗飯＝4 份主食；一片吐司約 1.5~2 份主食。
豆魚肉蛋類（或稱肉類）		✓	✓	每份肉類含 7 公克蛋白質，3~10 公克脂肪（低／中／高脂），熱量 55~120 大卡。 1 份肉類＝豬肉兩指大小或一顆雞蛋。
奶類	✓	✓	✓	每份奶類含 8 公克蛋白質，0~8 公克脂肪（低／中／高脂），12 公克醣類，熱量 80~150 大卡。 一份＝一杯鮮奶。
蔬菜類	✓		✓	每份蔬菜含 5 公克醣類、1 公克蛋白質，熱量 25 大卡。 一份蔬菜＝100 公克（部分蔬菜，如豆類蛋白質較高）。
水果類	✓			每份水果含 15 公克醣類，熱量 60 大卡。 一份＝柳丁一顆或葡萄柚半顆。
油脂類		✓		**每份油脂含 5 公克脂肪，熱量 45 大卡。** 一份＝1 茶匙植物油 （堅果種子屬於油脂類，但含蛋白質、醣類等且營養豐富）

　　上表是六大類食物中，三大營養素：醣類、蛋白質和脂肪的分布狀況，及簡易的份量換算，需要補充或限制醣類、蛋白質和脂肪這三大營養素者，可從上表清楚知道哪類食物需要多吃或少吃。

（一）富含蛋白質的「豆魚肉蛋類」和「奶類」

「豆魚肉蛋類」家族成員介紹	「奶類」家族成員介紹
肉類主要可分為紅肉與白肉兩種，豬、牛、羊肉等因含鐵質較多，所以外觀呈紅色。在家禽中鴨肉、鵝肉含鐵量較雞肉多，因此有補血（鐵）需求者，可多選擇這類含鐵量較高的肉類。	奶類是家畜為了哺餵幼崽所分泌的乳汁，故蛋白質品質優良且營養極為豐富。奶類是良好的鈣質來源，以新鮮牛奶為例，每毫升約 1 毫克的鈣，故為補鈣的良好食物來源。另外乳品中的乳糖不僅可以提供能量、促進腸道益菌生長，還能加強鈣的吸收，提供重要的半乳糖。
• 豬、牛、羊等家畜、雞、鴨、鵝等家禽及禽類的蛋；魚類、蝦、蟹、蚌殼類及花枝、章魚、透抽等各種海產。以及上述食物的相關加工製品如肉鬆、魚鬆、肉乾、魚乾、貢丸、花枝丸等。 • 黃豆和黑豆是以富含蛋白質著稱的豆類。黃豆又稱為大豆，帶莢時稱為毛豆。黃豆有各式加工製品，包括豆腐、豆干、花干、豆皮等。	• 牛奶、羊奶等動物奶及各式調味或營養強化奶。但因坊間所販售的調味乳或強化牛奶已調整其組成，鮮奶含量僅有一半，故建議最好還是購買未經「加料」的牛奶。 • 起司、優酪乳、奶粉等奶類相關製品。有乳糖不耐症者若喝牛奶會拉肚子可以選擇優酪乳或起司，但需留意的是坊間優酪乳一般都添加很多糖，所以若要買優酪乳的話宜以原味為主。

　　若某食物的蛋白質含量比較高，就稱為「豆魚肉蛋類」，或簡稱肉類。肉類包括了家禽、家畜、魚貝海鮮，大豆、蛋等，及其副產物。牛奶有時也會被歸於肉類中，如果你看到的食物分類是分為五大類，那麼牛奶就是被歸在肉類。不過因為相較於一般肉類，奶類有其獨特的營養，除優質蛋白質外，還富含鈣質及獨有的乳糖，所以正式的分法會把它獨立出來稱為六大類食物。

　　從表五中，可以看出蛋白質含量較高的是「豆魚肉蛋類」和「奶類」，每份含 7 ～ 8 公克的蛋白質，所以當聽到醫生或營養師告訴你蛋白質要限量攝取，或要你多吃優質蛋白質，指的就是這兩類的食物。另外，由於膽固醇只來自動物性食物，故若需要限制膽固醇攝取者，就要留意動物性來源的肉類食物。

（二）富含醣類的「五穀根莖類」和「水果」

「五穀根莖類」家族成員介紹	「水果類」家族成員介紹
此類食物的特色是吃起來粉粉的，吃多了會有飽的感覺。由於口腔中的唾液腺可分泌澱粉酶幫助澱粉的消化，所以吃這類食物越咀嚼會越香甜（例如饅頭或吐司）	同一品種的水果，不管熟不熟或甜不甜，熱量和醣含量都差不多（例如青木瓜和熟木瓜），所以不需要因為擔心甜的水果熱量較高而故意挑不熟的水果來吃。
• 大米、小米、大麥、小麥、燕麥等各式穀物，及米粉、麵粉、麵條、粉圓、麵包、餅乾、吐司、饅頭等各種穀物相關製品。 • 地瓜、馬鈴薯、芋頭、南瓜、蓮藕、菱角、栗子、玉米等。 • 紅豆、綠豆、豌豆仁、蠶豆、蓮子、薏仁等。	• 蘋果、芭樂、柳丁、葡萄柚、橘子、桃子、李子、梨子、奇異果、百香果、香蕉、木瓜、西瓜、哈密瓜、香瓜等。 • 龍眼、荔枝、葡萄、草莓、櫻桃等。

　　食物中醣類比較高的，且為人們三餐主食的稱為「五穀根莖類」，或簡稱為主食類。主食類每份有 15 公克的醣，並含少量蛋白質，纖維和維生素等營養素的含量則視其加工精製程度而定。舉例，白米、白麵粉等經過精製的主食類，因大部分的營養在加工過程中已流失，所以營養價值低，僅剩提供熱量的功能；而糙米、全麥等全穀類因加工較少，所以保留較多食物中的纖維、維生素 B 群等營養，除熱量外同時還可補充營養。

　　「水果類」每份所含的醣和主食類一樣多，但其他營養素則大不相同。水果不含蛋白質，且醣的類型和主食不同，主食所含的是多醣（即澱粉），水果含的則是單醣，主要是果糖和葡萄糖，因此水果吃起來會比飯還甜。另外，水果還富含維生素 C、纖維和植化素等營養素，再加上水果通常不需加工與烹調即可食用，所以吃水果所能獲得的營養會較主食類多。

　　從前述表五我們可看到日常食物中含有較多醣類的，除了牛奶中的乳糖外，再來就是主食類和水果類。所以，若因血糖高或糖尿病而需控制飲食中醣類攝取的話，須同時留意「五穀根莖類」、「水果類」和「奶類」的攝取。

（三）纖維、植化素、維生素 C 的良好來源：「水果類」和「蔬菜類」

「蔬菜類」家族成員介紹

蔬菜和水果有時很難區分，但大體上我們吃蔬菜時吃的是植物的根莖葉部分，而吃水果時則是吃植物的果實，也就是植物多肉的部位。其次，蔬菜需要經烹調方可食用，且大部分會搭配其他食物一起食用，而水果則不需經烹調，可單獨食用或作為點心。

- 菠菜、地瓜葉、高麗菜、甘藍菜等葉菜；苜蓿芽、豆芽菜、豆苗等發芽蔬菜。
- 香菇、金針菇、杏鮑菇等菌菇類；海帶、髮菜及麒麟菜等各式海藻類。
- 小黃瓜、胡瓜、絲瓜、冬瓜、瓢瓜等瓜類；菜豆、豇豆莢等豆莢類。
- 花椰菜、胡蘿蔔、白蘿蔔、竹筍；洋蔥、青椒、甜椒，及調味的蔥、薑、蒜、辣椒等。

　　水果和蔬菜類的共同點就是富含纖維、植化素和維生素 C；不同的地方則在於蔬菜含醣量較水果低，且含少量蛋白質。每 100 公克蔬菜約含 25 大卡熱量，可說是六大類食物中最低的，但因蔬菜多半需經烹調或料理後才能食用，而一湯匙的油就有半碗飯的熱量，故實際上我們所吃的炒青菜熱量並沒有想像低。另外也因為需經過烹煮，所以許多營養素會流失在洗菜、切菜和烹調過程中，特別是最容易受到破壞的維生素 C，及容易流失在湯汁和水裡的維生素 B 群。因此，若目的是想要補充維生素 C 的話，水果會是比蔬菜還要好的選擇。

（四）富含脂肪的「油脂類」

「油脂類」家族成員介紹

動物油和植物油最大的差異在於油脂的組成。植物油主要含的是不飽和脂肪酸，故在室溫下呈液體，例如花生油、大豆油、橄欖油等。常見植物油中椰子油是唯一的例外，因富含飽和脂肪酸，所以椰子油在溫度較低時會呈固體。動物油含較多的飽和脂肪酸，所以在室溫下會呈固體，如牛油、豬油等。其中魚油是例外，因富含多元不飽和脂肪酸，所以魚油在室溫下會呈液體。

- 可見性油脂：各式用來烹調的動物油或植物油，如豬油、沙拉油、橄欖油等；千島醬、凱薩醬等各種沙拉醬；鮮奶油、花生醬；香油、辣油、沙茶醬、辣椒醬等各種調味醬料。
- 隱性油脂：芝麻、花生、瓜子，及核桃、腰果等堅果類；酪梨；培根、雞鴨魚皮、肉中白色的脂肪部位。

　　食物中脂肪含量比較高的就稱為「油脂類」，包括烹調所使用的植物或動物油，以及花生、腰果等油脂含量較高的食物，而不管是動物油或植物油，熱量都是 1 公克 9 大卡。雖然烹調用油和花生、腰果等堅果類食物都屬於油脂類，但營養價值卻是大不同。

　　烹調用油因經榨油程序及油脂精煉過程，幾乎大部分的營養都流失了而僅保留脂肪，所以這類油脂基本上只有熱量，幾乎沒有其他營養。即便是冷壓初榨的橄欖油或額外添加 ω-3 脂肪酸的植物油，也因為主要是被用於烹調，所以油中殘存的營養在高溫烹調時大多也會被破壞。相較之下，花生、腰果等堅果種子類食物不僅也富含脂肪，且因沒有過度加工，所以還保留食物本身的蛋白質、維生素、礦物質、植化素、纖維等營養素。因此若有需要增加熱量攝取或想增重者，熱量高但營養價值也高的花生、腰果等堅果種子類食物會是較好的選擇。

　　從表五我們可看到除「油脂類」外，「豆魚肉蛋類」和「奶類」也都含有脂肪，需要限制脂肪攝取者，或關心體重管理者宜留意這幾類食物的攝取量。

營養解碼：認識八大營養素！

　　很多人常會被網路訊息或某些名人言談誤導，因而對食物產生刻板印象，例如認為醣是壞東西、油脂是壞傢伙、蛋白質對腎臟不好等。殊不知所有營養素在體內都有其重要且無可取代的功能，硬要將營養素分好壞，可能會導致缺乏某類營養素而影響健康與生理機能。本單元將介紹醣類、蛋白質、脂肪、維生素、礦物質、水、膳食纖維和植化素這八大營養素的基本知識、對人體的重要性，有了這些基礎概念之後，在Part4〈養七力〉談到要如何補充營養素時，能夠更快上手了解。

一、醣類

　　正式名稱為碳水化合物，一般又被分為「醣」和「糖」兩種，前者指的是大分子的醣（多醣，或稱複合醣類），如平日所吃的米飯或麵包等食物中含有的澱粉；後者指的是小分子的醣（雙醣或單醣，或稱簡單醣類），如飲料或甜點中所添加的砂糖或蜂蜜。水果吃起來比米飯甜，就是因為米飯含的是大分子的醣（澱粉），需要經過澱粉酵素的作用後才能被分解為小分子的醣，所以澱粉須經咀嚼後才會覺得甜；而水果含的是最小分子的單醣，例如果糖和葡萄糖，因此一吃就會覺得很甜。

醣類的功能

（一）提供能量

　　食物中的醣類在進入身體後會被醣類酵素分解為最小的單醣，其中最常見的就是「葡萄糖」。

　　葡萄糖是身體 40 兆個細胞的主要能量來源，特別是我們的大腦、神經系統和紅血球更是以它作為主要能量來源。因為它對細胞很重要，

所以我們身體有一套複雜的系統用來維持血中的葡萄糖在一定的水平，以隨時提供細胞使用。當醣類攝取過多時，身體會將它轉為脂肪儲存起來；反之，當飲食中醣類攝取不足時，身體也會把體內的蛋白質和脂肪轉化為葡萄糖來使用。

（二）保護組織蛋白，調節脂肪代謝

除提供能量外，醣類還具有保護組織蛋白，調節脂肪代謝的功能。當醣類不足時，身體會分解組織中的蛋白質，並將之轉化成葡萄糖（稱為糖質新生作用）以保證人體重要器官能獲得足夠的葡萄糖，故攝取足量的醣類就可保護組織蛋白不被分解用於產能上。同樣，當缺乏醣類時（如吃肉減肥法）身體也會將脂肪轉換為糖來使用，此時會因脂肪無法被完全代謝而產生一種叫做酮體的中間代謝產物，酮體若在體內堆積過多可能會造成酮酸中毒。

（三）特殊保健功能

在醣類家族中有許多具特殊保健功能的家族成員，例如：「乳糖」有助鈣質吸收；「寡糖」有助好菌繁殖；「膳食纖維」可預防或治療便祕、促進腸道健康；「免疫多醣體」能提升免疫力；「醣質營養素」會和蛋白質結合成醣蛋白，在細胞辨識、訊息傳遞上扮演重要角色等。

所以醣類對身體有其必須性與重要性，千萬不要聽信「醣類吃了會胖、醣類是萬惡根源」之類的謠傳，否則可能會因為醣類攝取不足而干擾身體代謝，影響身體健康。

二、蛋白質

如果你很注重營養保健，那麼你可能聽過「水解蛋白質」、「小分子胜肽」、「胺基酸」等產品的行銷術語，事實上這些指的都是蛋白質，只差在分子大小。蛋白質經過部分切割後就是水解蛋白，最小的蛋白質單元就是胺基酸，胜肽則是由少量胺基酸所串成的小分子，如雙胜肽是兩個胺基酸所串成的分子，三胜肽是三個胺基酸……以此類推。由於身體消化道會製造消化酵素，將大分子的蛋白質分解為最小分子的胺基酸供身體使用，故正常人並不需要特別去購買胜肽或胺基酸類食物來吃。

蛋白質的功能

（一）構成身體建材

食物中的蛋白質進入體內後，會被消化道中不同的蛋白質酵素分解為最小分子「胺基酸」，進入血液循環。然後身體再依其需求，將不同的胺基酸原料組合成不同的蛋白質來使用。不僅肌肉、臟器、骨骼、皮膚、毛髮是由蛋白質所構成，人體每個細胞中都有蛋白質的存在。儘管人體中有數以千計的蛋白質，但構成蛋白質的胺基酸僅有 22 種。打個比喻，如果蛋白質是組好的大型積木，胺基酸就是每塊小積木，故僅需二十多種積木就可構成無數的大型積木作品。

（二）調節生理機能

蛋白質不僅是酵素、荷爾蒙、免疫球蛋白、脂蛋白、血漿蛋白、血紅蛋白的重要構成元素，還參與體內很多生化反應，並負責維持滲透壓的調節，故蛋白質也具有調節生理機能、維持健康的功用。若蛋白質攝取不足的話，容易有貧血、免疫力降低等症狀，甚至會因蛋白質營養不良而導致水腫。

（三）提供能量

　　這並非蛋白質的主要功能，但當缺乏醣類時，身體能夠將身體組織的蛋白質分解轉換為葡萄糖，提供能量予重要器官使用。

三、脂肪

　　飲食中的油脂 95％以上是由三酸甘油酯所構成。三酸甘油酯是由一個甘油、三個脂肪酸所構成，所以不同油脂間最主要的差異就在於脂肪酸種類的不同，也因為脂肪酸的不同，導致其性質與健康效益上的差異。脂肪酸因雙鍵的有無可分為「飽和脂肪酸」和「不飽和脂肪酸」兩大類；「不飽和脂肪酸」因雙鍵數目的不同而有「單元不飽和脂肪酸」和「多元不飽和脂肪酸」的區別；而「不飽和脂肪酸」更因雙鍵位置不同而有 ω-3、ω-6 和 ω-9 脂肪酸之分。

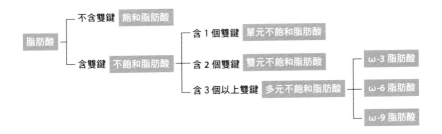

脂肪的功能

（一）提供及儲存能量

　　醣類、蛋白質和脂肪都具有熱量，但對身體來說，脂肪儲存效率比較高，每公克脂肪可提供 9 大卡的熱量，是蛋白質和醣類的兩倍多，所以當我們攝取的熱量過多時，身體會以脂肪的形式儲存在體內當備用能量，並在能量不足時將脂肪中的能量釋放出來。

（二）構成身體細胞和組織

脂肪也是構成身體的重要組成。人體細胞外層有一層細胞膜管制物質的進出，磷脂質（主要是脂肪酸）、膽固醇等脂肪就是細胞膜的主要架構。其中，飽和脂肪、膽固醇會讓細胞膜變得較堅硬，不飽和脂肪則會讓細胞膜變得柔軟、具有流動性。魚油中著名的保健營養素 DHA 之所以對眼睛和大腦好，就是因為它是含有 6 個雙鍵的「多元不飽和脂肪酸」，可增加大腦和眼睛細胞膜的流動性，幫助訊息的傳遞並提升視覺的敏銳度。

另外，脂肪也存在皮下組織（即皮下脂肪），具有隔絕作用，讓我們在天冷時能減少體熱的散失；重要器官外也有脂肪包裹（即內臟脂肪），具防震作用可保護器官免於物理傷害。

（三）幫助營養素吸收及其他

從營養層面來看，脂肪可提供必需脂肪酸，而脂溶性維生素 A、D、E、K 的吸收也需要脂肪的幫助。從健康層面，ω-3 和 ω-6 脂肪酸參與人體發炎的調節，和發炎疾病有密切關係。而從生活層面來看，脂肪可增添食物風味與口感、增加我們的飽食感；並可潤滑腸道，幫助排便；而適當脂肪的阻隔，還可讓我們在天冷時保持體熱較不易流失。

四、維生素

維生素分為水溶性與脂溶性兩種。維生素 A、D、E、K 為脂溶性，顧名思義會溶於油脂，其吸收需要脂肪的幫忙，所以富含脂溶性維生素的食物經過烹調（因為會放油）或和肉類（因含油脂）一起煮的話吸收效果會比較好。維生素 C 和 B 群為水溶性，因為會溶於水，所以在洗滌或加水烹煮時容易流失，因此富含水溶性維生素的食物最好先洗再切，煮的時候水放少一點，吃的時候盡量連湯汁一起食用。

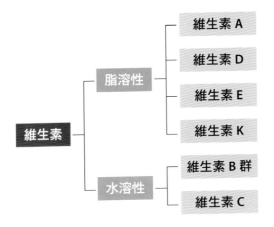

1. 維生素 A（β-胡蘿蔔素）

　　為脂溶性維生素，在組織生長與分化中扮演重要角色，有助維持生長發育及上皮組織的健康，缺乏時會引起乾眼症，並影響第一道免疫防線；另外，它也是眼睛感光物質「視紫質」的重要原料，可幫助維持暗光下的視覺功能，不足的話會引起夜盲症。

　　維生素 A 來源可分為「動物性」與「植物性」兩種，前者直接以維生素 A 的形式存在，攝取過量可能會有中毒的風險；後者以 β-胡蘿蔔素的形式存在，進入體內後再轉化為維生素 A，攝取過量時會堆積在皮下脂肪，導致手心變黃，但無中毒的疑慮。另外，β-胡蘿蔔素除具備維生素 A 功能外，本身也具有抗氧化功能。

2. 維生素 D

　　為脂溶性維生素，又稱為陽光維生素，當我們曬太陽時，皮膚中的膽固醇原料會在紫外線照射下轉換為維生素 D。在體內，維生素 D 參與鈣、磷的代謝，可幫助鈣的吸收並調節血鈣濃度。近幾十年來的研究更發現人體有很多器官、組織上都有維生素 D 接受器的存在，目前已

知至少有 1,000 個基因會受到維生素 D 的調節，讓維生素 D 在發炎、免疫、癌症、心血管與腎臟等健康上都扮演著重要的角色。

3. 維生素 E

為脂溶性維生素，依雙鍵有無可分為生育醇和生育三烯醇兩大家族、共八個成員。生育三烯醇分子的頭部與尾部比生育醇小，故在細胞膜上的游動性和活性比生育醇高。維生素 E 是抗氧化網路中的第一道防線，它可附著在細胞膜上，保護細胞膜免於自由基的傷害。因此，儘管食物中有很多抗氧化營養素，也或許你曾聽過某某營養素的抗氧化能力是維生素 E 的幾倍，但沒有一個抗氧化營養素可以取代維生素 E。

4. 維生素 K

為脂溶性維生素，是身體合成凝血酵素的必需營養素，可促進凝血功能。除食物來源外，腸道細菌也可合成維生素 K，故若長期使用抗生素可能會導致維生素 K 缺乏。另外，有在服用抗凝血劑的患者，在藥單上常會看到避免食用甘藍菜等綠色蔬菜的註明，主要是因為這些食物富含維生素 K，過量食用可能會干擾抗凝血藥物的效果，故特意做此提醒。

表六：脂溶性維生素的主要食物來源

食物來源 脂溶性 維生素	主食類	豆蛋奶	肉類	蔬菜 & 水果	其他
維生素 A		・牛奶、起司 ・蛋	・多脂肉類 ・肝臟	・深色葉菜 ・黃橙色蔬果	
維生素 D		・蛋	・多脂魚 ・肝臟		曬太陽合成
維生素 E	廣布於動植物中				植物油
維生素 K	全穀類	・蛋	・牛肉 ・肝臟	・綠色蔬菜	腸道細菌合成

5. 維生素 B 群

　　為水溶性維生素。在大部分人的印象中，吃維他命 B 群可增加體能精力，這是因為維生素 B 群在體內扮演輔酶的功能，能幫助醣類、蛋白質、脂肪代謝讓能量轉換出來，故維生素 B 群最好是隨餐食用或於用餐前後使用。

　　維他命 B 群有 8 種，和皮膚、黏膜、神經等健康的維持有關，大致上可分為三大類。
第一類與營養素及能量代謝有關：維生素 B1、B2、B6，菸鹼酸、泛酸。
第二類與紅血球及各種細胞形成有關：維生素 B6、B12、葉酸、生物素。
第三類兼具上述兩種功能：維生素 B6。

　　維生素 B1、B2、B6、菸鹼酸、泛酸與能量代謝密切相關，所以當食物攝取量增加時，例如吃大餐或年節聚餐應酬，其攝取量需要跟著增加；另外在體能精力負荷大時也應該增加攝取量。

　　維生素 B6、B12、葉酸、生物素與紅血球及各種細胞合成有關，缺乏的話會影響身體健康，例如導致貧血。由於在細胞分化和新生合成的過程中都需要葉酸的幫忙，若缺乏時會因細胞無法正常分裂而導致「巨球性貧血」（紅血球體積大、數量少，血色素含量不足所引起的貧血）；孕婦若葉酸攝取不足，則會增加胎兒「神經管缺陷」（胚胎的神經管無法順利閉合發育成胎兒的腦和脊柱，而引起脊柱裂）。

　　另外，維生素 B6、B12、葉酸還可將會導致血管損傷、引起血管發炎的同半胱胺酸，代謝為人體需要的胱胺酸和甲硫胺酸，避免因同半胱胺酸過高所造成的心血管損傷，降低腦心血管疾病的風險，所以心血管高危險群或患者宜特別留意這三個維生素的攝取。

表七：水溶性維生素 B 群的主要食物來源

食物來源 水溶性 維生素	主食類	豆蛋奶	肉類	蔬菜 & 水果	其他
維生素 B1	・胚芽、 全穀類	・豆類	・豬肉等 肉類 ・內臟		酵母、營養強 化穀類
維生素 B2	・全穀類	・蛋、 乳製品	・內臟		堅果類
菸鹼素 （維生素 B3）		・蛋、 乳製品、 豆類	・魚、瘦肉、 家禽 ・肝臟		酵母、堅果
泛酸 （維生素 B5）	廣布於所有食物				動物食品含量 較多
維生素 B6	・全穀類	・莢豆類、 乾豆類	・肉類、 內臟	・根莖類蔬 菜	堅果類
生物素 （維生素 B7）	・全穀類	・蛋黃、 大豆	・肝臟、 腎臟		酵母
葉酸 （維生素 B9）		・蛋、 乾豆類、 莢豆類	・肝臟	・綠葉蔬菜	營養強化穀類
維生素 B12		・牛乳、蛋	・肝臟		僅來自動物性 食物，腸道細 菌可製造

　　從水溶性維生素 B 群的食物來源表中可發現，維生素 B 群的食物很接近，這意味著當你挑食或偏食而導致維生素缺乏時，不會僅缺乏單一種維生素 B，而會同時缺乏多種維生素 B。例如，富含蛋白質的食物是維生素 B2 的良好來源，富含蛋白質的「動物性食物」同樣也是維生素 B6 和維生素 B12 的來源，所以當不吃動物性食物，又蛋白質攝取不足時，很容易同時缺乏維生素 B2、B6 和 B12。

6. 維生素 C

為水溶性維生素，學名為抗壞血酸，顧名思義可用於預防壞血症所導致的皮下出血與牙齦出血。維生素 C 和膠原蛋白的形成、免疫系統健康、類固醇的合成等有關，並可幫助鈣、鐵等礦物質的吸收。自然界中大部分的動物都可自行合成維生素 C，但人類因缺乏酵素而無法合成維生素 C，故只能仰賴食物獲得。維生素 C 的主要食物來源為新鮮蔬果，穀類含量低、肉類幾乎不含維生素 C，這就是為什麼以前船員出海時若沒有攜帶足夠新鮮蔬果的話，會導致壞血病的原因。

維生素 C 是最容易流失的營養素，會受到空氣、光線、溫度、酸鹼的破壞。實驗發現菠菜放在 25°C 室溫下，隔天維生素 C 僅剩 80%；川燙菠菜時，燙 1 分鐘維生素 C 剩 74%，燙 3 分鐘則僅剩 48%，因此最好的維生素 C 來源還是不需烹調的水果。

五、礦物質

你或許聽過微量元素和礦物質這兩個專有名詞，其實它們指的都是礦物質，一般把每日需要量超過 100 毫克的礦物質稱為「巨量礦物質」；低於 100 毫克者稱為「微量元素」。所以鈣、鎂、鉀、鈉、氯、磷、硫等因每日需要量超過 100 毫克而被稱為巨量礦物質；鐵、硒、鋅、碘、氟、銅、錳、鉬則因需要量較低而被稱為微量元素。

1. 骨骼健康要素：鈣、磷

鈣和磷結合而成的磷酸鈣是骨骼的主要礦物質成分，但其中卻以鈣較為人所重視，這是因為鈣的每日需要量高達 1,000 毫克，故容易有缺乏問題。鈣在骨骼健康上非常重要，若缺乏的話會影響骨質密度，讓骨質變脆弱，骨骼支撐力若減弱會使身高縮減（俗稱老倒縮），並增加跌

倒發生骨折的機會。另外，鈣也在凝血、神經傳導、肌肉收縮、生理機能的調節上扮演重要角色，故身體有一套完整的系統來調節鈣的吸收、排泄與儲存，以維持血鈣濃度的穩定。

磷在體內多半以磷酸的形式存在，除了構成骨骼外，它也是很多生化分子的重要成分，例如細胞能量貨幣三磷酸腺苷（adenosine triphosphate，ATP）、磷脂質、核酸等，並參與身體很多生化反應。但因磷廣泛存在各種食物中，所以幾乎不可能發生磷缺乏問題，反而常見磷攝取過多的問題。這主要是因為磷酸鹽是食品加工中常見的食品添加物，而在現代人大量攝取加工食品的情況下，反而容易因磷攝取過多而影響鈣磷比，進而導致骨質容易疏鬆並增加骨折的風險。

2. 和貧血有關礦物質：鐵

缺鐵會導致貧血，這是因為它在運送氧氣的紅血球上，負責和氧氣結合的部位，若缺鐵會影響身體攜帶氧氣的數目而導致貧血。此外，鐵也在免疫、心智發展、能量產生、肝臟解毒上扮演重要角色。由於鐵過多對細胞具有毒性，故若沒有貧血的話並不需要額外補鐵；而對於有貧血問題者，動物性食物的鐵因吸收率較高，約為植物性鐵的四倍，且較不易受食物中草酸、植酸、單寧酸等因素干擾其吸收，所以會是比較好的鐵來源。

3. 身體重要的電解質：鈉、鉀、氯

大家可能都聽過流汗或拉肚子時要補充電解質，甚至知道只要加一點點鹽巴加到水裡，再擠點檸檬汁就可補充電解質了。為什麼這樣做有幫助呢？這是因為鹽巴（氯化鈉）可直接補充氯、鈉，檸檬汁則可補充鉀，而「鈉」、「氯」、「鉀」是我們細胞內液和細胞外液的主要離子（註：電解質指的是溶於水能導電的物質）。

鈉、鉀、氯三種離子在體內參與非常重要的生理反應，包括維持體水平衡、維持身體滲透壓、調節酸鹼平衡，及調節神經與肌肉的刺激感受性，故若遇到拉肚子或大量流汗等狀況而導致電解質快速流失時，需盡快補充電解質以免引發嚴重問題。

另外，鈉、鉀也和血壓的調節關係密切：鈉若攝取過多會造成水分滯留，使循環的血量增加，進而導致血壓的上升；鉀則剛好相反，對高血壓有保護作用，並使血壓降低。所以有高血壓或心臟病的人往往會被叮嚀要降低飲食鈉的攝取，並增加鉀的攝取。

六、水

水分是人體含量最多的組成，約占體重五到七成。由於人體並沒有儲存水分的地方，所以人可以幾週（視身體儲存的脂肪量而定）不吃東西仍可存活，但只要幾天不喝水就會死亡。水在人體有很多功能，包括調節體溫（散熱、防中暑）、幫助廢物排除、維持血液容積、作為良好溶劑、參與生化反應、運送營養素、維持滲透壓及電解質濃度、潤滑與避震等。因此為了維持健康，我們每天需要攝取 1,500 ～ 2,500cc 的水分（成年人每公斤體重約 30 ～ 35cc 的水分），這個量會隨溫度而異，溫度低可以少一點、溫度高則要多喝一點。

七、膳食纖維

纖維可分為水溶性纖維和非水溶性纖維兩種，主要來自植物的細胞壁和細胞間質。其實，纖維的結構和澱粉一樣都屬於多醣，均為「醣類」之一，只是因為人體沒有酵素可以分解纖維，所以無法被小腸吸收而直接進入大腸，在腸道發揮其保健功能。

❖ 在胃中

　　纖維可以延緩胃排空，特別是水溶性纖維在吸水後還會膨脹，進而增加飽食感，所以水溶性纖維也常被用來做減肥食品。

❖ 在小腸中

　　纖維可吸附重金屬，和膽酸、膽固醇、血糖等結合而減緩其吸收速度，故有助血糖和血脂的調節。不過，纖維的結合能力不分好壞，故它也會和礦物質及脂溶性維生素結合，延緩這些營養素的吸收。

❖ 在大腸中

　　纖維雖然在小腸無法被分解，但在大腸可做為益菌的食物，它會被細菌發酵產生短鏈脂肪酸。短鏈脂肪酸是結腸細胞的能量來源，目前研究還發現它具有調控部分免疫細胞的功能。另外，纖維還可增加糞便體積、促進腸道蠕動，故攝取高纖食物可幫助排便。

八、植化素

　　植化素（Phytochemicals）指的是植物為了適應環境、因應生存壓力（如對抗陽光中紫外線傷害、對抗微生物等）所製造出來的一群化學物質的總稱，包括常聽到的花青素、葉黃素、兒茶素、多酚、大豆異黃酮等。到目前為止被發現與研究的植化素種類約有上萬種以上。而儘管植化素並非維持人體生長、發育所必需的營養素，但當我們吃入這些植化素後卻可從中獲得健康效益，因此近十幾年來，植化素一直是非常夯的營養補充品。

　　基本上，大部分的植化素幾乎都具有抗氧化作用；此外，不同的植化素還各具有其特殊的保健功能，如抗癌、抗菌、抗發炎、調節免疫、抗血栓、降低膽固醇等。由於不同顏色的蔬果所含的植化素種類不盡相同，如藍莓、紅葡萄等紅色、藍或紫色的蔬果富含花青素；胡蘿蔔、南瓜等橘色蔬果主要含的是類胡蘿蔔素（包括 β- 胡蘿蔔素、α- 胡蘿蔔素）；番茄、紅葡萄柚則是茄紅素的良好來源；芥藍菜、菠菜等綠色蔬菜則含大量的葉綠素、葉黃素。因為不同植化素的保健功能也不同，若想透過攝取蔬果來獲得植化素所帶來的廣泛保健效果，則應該多攝取不同顏色的蔬果。這也是為什麼政府所推廣的蔬果健康口號「蔬果彩虹579」中，會強調「彩虹」兩字；「5、7、9」著重的是足夠的攝取量，「彩虹」強調的則是廣泛不同顏色的蔬果。

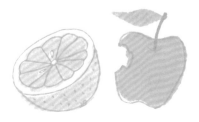

Part

4

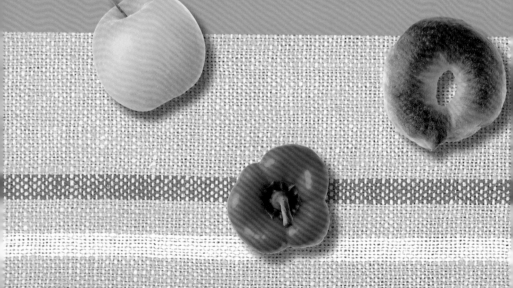

養七力，
健康更給力

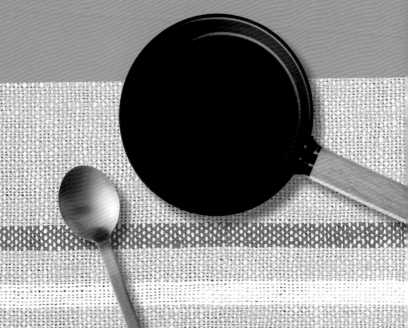

1 重力
體重管理增健康！

　　對大部分人來說，體重可以說是這輩子最「重」要的挑戰，因為在我們的一生中有很多階段都會面臨體重的困擾。小時候可能因從小家庭中所養成的飲食習慣而發胖；學生時期可能因外食、與朋友間的吃喝、社交生活或吃消夜等而胖；交男女朋友時可能因頻繁的約會吃飯、節日吃大餐等而胖；工作時則面臨外食、壓力、工作所需的聚餐應酬問題；結婚後要面對適應新家庭的飲食習慣與生活作息；更別說女性朋友在懷孕期間讓體重「一胖兮不復返」的關卡；以及進入更年期後因代謝降低及活動量減少導致的發福。我們一生中會面臨很多影響體重的階段，讓體重過重成為大部分人心理上的痛。

　　體重過重不僅會影響我們的情緒、穿著與社交生活，還會帶來關節負擔，並增加高血壓、糖尿病、心血管疾病和癌症等諸多疾病的風險，危害我們的健康。本章「重力」將帶你了解為什麼我們會發胖，以及如何正確管理我們的體重，讓「重量」不再成為生活中的困擾與生命中的負擔。

檢視你的發胖潛力

　　如果你已確認自己有體重過重問題，你仍可以透過檢測，來了解是哪些因素讓自己發胖；如果你尚未有體重過重的困擾，你更適合做這些檢測，因為它們可能是日後會導致你變胖的原因。（請評估下面的描述句，若符合自己狀況的話，請在句子前面打個勾。）

1. □ 飲食型態為少量多餐，除三餐外，還有吃點心、消夜的習慣
2. □ 口味偏重，喜歡重鹹、重甜等重口味的食物
3. □ 喜歡甜食或餅乾、麵包、蛋糕等食物，有時會以這些食物取代正餐
4. □ 喜歡吃肉食，或以油炸、油煎等方式烹調的食物
5. □ 不喜歡喝沒有味道的水，平日攝取的水分主要是來自果汁、咖啡、茶等飲料
6. □ 屬於久坐少動的生活型態。如平日出門多半坐車、騎車或開車，下班／下課或放假時，幾乎宅在家裡或多半從事室內活動與娛樂
7. □ 沒有固定的運動習慣，每週運動次數少於三次
8. □ 因工作因素而需要輪大小夜班，飲食和睡眠不規律
9. □ 工作場合或居住環境常有很多餅乾、零食或點心可以吃
10. □ 社交生活繁忙，常有聚餐應酬；或因工作而常有喝酒的場合
11. □ 每逢假日或年節連假，體重常會增加一公斤以上
12. □ 常常進行減肥，幾乎以減肥的方式來維持現有的體重；或曾有多次減肥的經驗
13. □ 認為蔬菜、水果、低卡、低糖和低脂的食物熱量低，可安心食用，所以常買這些食物吃
14. □ 會因為情緒而影響飲食，例如心情不好或心情很好時特別會想吃東西，或用食物來鼓勵自己
15. □ 年紀超過 35 歲

結果解析

　　上述問題你勾選的越多，代表你的生活、飲食或對食物的態度上潛藏著可能的致胖因子，一不小心可能讓體重平衡因而失調，進而使體重過重。

解析重力～認識影響食物攝取與肥胖的因素

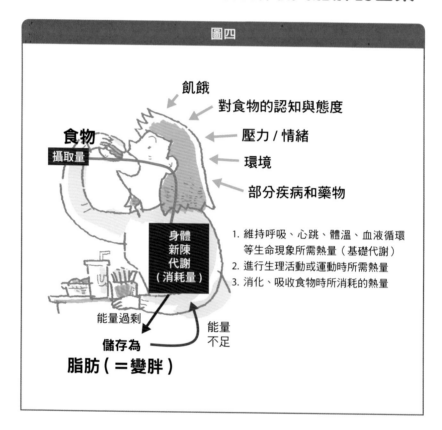

圖四

飢餓

對食物的認知與態度

食物
攝取量

壓力 / 情緒

環境

部分疾病和藥物

身體
新陳
代謝
（消耗量）

1. 維持呼吸、心跳、體溫、血液循環
   等生命現象所需熱量（基礎代謝）
2. 進行生理活動或運動時所需熱量
3. 消化、吸收食物時所消耗的熱量

能量過剩

能量
不足

儲存為

脂肪（＝變胖）

圖解說明

　　我們之所以會想吃東西，除了因為飢餓外，還會受到包括對食物的認知與態度、情緒、壓力或所處的環境、食慾等多重因素所影響。每天我們所攝取的熱量，主要用以提供身體新陳代謝所需，當攝取的熱量超過身體所能消耗的量時，多餘的熱量將會被轉變為脂肪儲存起來，讓我們變胖；反之，若攝取的食物熱量不足以滿足身體消耗量時，儲存的脂肪則會被釋放出來彌補能量的缺口，體重就會降下來。

一、體重到底是如何維持平衡的？

　　車子需要能源（汽油）才能動，人體也一樣。我們身體需要大量熱量來執行各種生理機能，包括維持呼吸、心跳、體溫等基礎生命現象；讓我們能提起袋子、走路、跑步；並讓吃下去的食物能消化、吸收被人體所使用，這些維持我們每日生活所需的熱量稱為消耗量（俗稱新陳代謝）。而體重就是攝取量和消耗量間平衡的結果：若攝取量大於消耗量，體重就會增加；反之，若攝取量小於消耗量，體重就會減少。

　　身體所攝取的熱量中約 70% 是用來維持基礎代謝（圖四的第 1 點），20% 是用來提供生理活動或運動的消耗（圖四的第 2 點），最後 10% 則是用在食物的消化吸收與代謝上（圖四的第 3 點）。對同一個人來說，若沒有特意增加運動量，因身體消耗的熱量都差不多，因此體重會維持在一定的範圍內，處於動態平衡狀態下。但若面臨長期或劇烈的變動時，如生活環境變化、體質改變（如生病、懷孕、年齡增長）等，都可能衝擊原有的平衡，而讓體重開始波動，並重設其平衡點。所以一位女性在其一生中體重可能會出現這樣的變化：國、高中時體重維持在 46 ～ 48 公斤，大學時維持在 49 ～ 52 公斤，出社會後體重來到 53 ～ 54 公斤，交男朋友結婚後因飲食與生活的改變體重來到 55 ～ 57 公斤，懷孕、生完孩子體重就突破 60 大關，最後體重維持在 62 ～ 64 公斤，並在邁入更年期後體重再次上揚。

二、為什麼體重降不下來？

人體的設計是傾向維持體重的穩定，所以想要減肥，就要做出改變才能打破身體既有的能量平衡。從圖四我們會發現消耗量中基礎代謝和食物代謝因一般人的體質、環境、飲食和生活等變化較少而變動不大，而生理活動的消耗則有較大的變動空間，故每次講到減肥多半會提到「多運動」。當然，減肥最直接的方法還是控制食物的攝取，來達到讓「攝取量小於消耗量」的目的，因此，減肥的不二法門就是「少吃、多運動」。

另外從圖四中，我們還知道並非飢餓才會讓我們進食，有許多因素都可能影響我們的攝食行為，所以想要有效減肥，除了飲食與運動外，也要留意這些因素才能讓體重順利降下來。

❖ 因對食物的認知或態度有錯誤，導致攝取過多額外熱量而發胖

舉例，很多人會認為蔬菜水果是健康的食物，優格、牛奶或有機的食物是好食物，但不清楚健康的食物不等於低熱量，導致多吃了而發胖；另外諸如水果乾、蔬菜乾，或標榜低脂、低糖、低熱量的餅乾零食其實熱量也不低，若對食物缺乏正確認知，很容易不小心吃胖卻找不到原因。

❖ 因情緒與壓力而導致情緒性進食

很多女性會有情緒進食的問題：情緒不好時，會用吃東西來發洩；心情好時，也會用吃來慶祝。因情緒引起的進食常因理智休息使抑制力大幅降低，所以容易導致過食或暴食。另外，來自肉體或心理的壓力，也會引起一系列的生理與心理變化，讓人吃入過多食物而發胖，特別是在減肥時，若過度壓抑對食物的渴望，什麼都不敢吃，很容易在經過一段時間的抑制後，因過度壓抑而導致暴食。

❖ 環境等其他因素

　　例如天冷會增加我們的食慾；常吃冷食、牛奶或湯等液體食物、或低卡食物，容易因缺乏飽食感，反而會讓我們一直想吃東西；餅乾零食等精製甜食容易讓血糖波動，使我們飢腸轆轆；逛超市、夜市，或去吃到飽的餐廳，身處在充滿食物的場合也可能會因環境刺激（看到）而引發食慾，讓我們不小心多吃。另外，肥胖所引起的代謝性發炎會影響食慾的控制、加重肥胖；而某些疾病或藥物也可能會影響我們的食慾或新陳代謝，而導致我們較容易發胖。

　　總結來說，想減肥除了少吃多運動外，還要留意其它會影響食物攝取的因素，建立對食物的正確認知，並養成正確的飲食與生活習慣，才能真正遠離肥胖的威脅，瘦下來不再復胖。

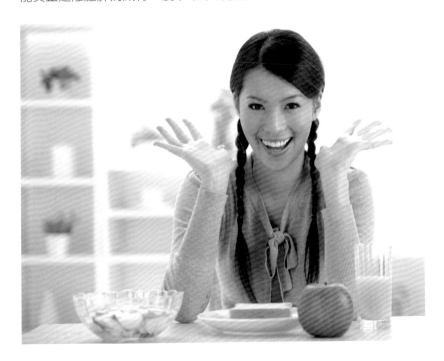

用對方法減肥，擁抱窈窕不復胖！

減肥的原理就是讓「攝取量」小於「消耗量」，不管是正統的少吃多運動，或偏方的吃蘋果減肥、不吃醣類減肥、食譜減肥等的目的都是如此。其實，減肥並不難，因為只要你肯用心，不管用什麼方法都可以瘦下來，減肥最難的其實是如何讓瘦下來的體重不復胖。不過，如果你在減肥時就注意以下三個原則，瘦下來不復胖並非難事：

1. 採取生活化的減肥方式。
2. 在減肥過程中培養對食物的正確認知與態度。
3. 建立良好的飲食生活習慣。

一、善用技巧讓減重事半功倍！

（一）聰明「減油」，讓減肥更有效率

在六大類食物中，熱量最高的是油脂，不管是橄欖油或豬油，每公克油脂的熱量均為 9 大卡，一湯匙油就有 145 大卡，因此想減少卡路里最有效率的方法就是從少油著手。從少油著手有三大好處：簡單效率高、不會減少營養食物的攝取（較不易影響健康）、不會因所吃食物體積的減少而影響飽足感（較不易有壓抑感）。

聰明減油技巧

◎ 主食不要和油一起炒或拌，不要在飯、麵上淋上油汁或滷汁。

◎ 肉類選擇以蒸、煮、湯、燙、烤、滷、燻、燉、微波等較少油的料理方法來烹調。

◎ 蔬菜同樣以上述較少油的烹調方法來煮。若只有炒菜可選擇的話，可盡量挑上層湯汁少的地方吃，並將湯汁瀝乾再吃；或是直接拿熱湯或熱水來過一下蔬菜，以減少油脂的攝取；以「挑上層、吃硬不吃軟、大塊勝小塊」的原則來食用。

（二）小心有味道的水

　　很多人常會自認為體質喝水就會胖，但事實上水本身並沒有熱量，除非你喝的是有味道的水才會胖。大部分有味道的水，如可樂、汽水等碳酸飲料、蔬菜汁、果汁、各式茶飲、咖啡等都會加糖。而一般飲料要讓我們感覺甜約含有 10%的糖，換句話說，喝一杯 500cc 的含糖飲料等於吃入 50 公克糖，也就是 200 大卡的熱量。

　　若你真的無法接受白開水，而一定要喝有味道的水的話，可於水中加入檸檬片，或泡花茶、茶包，或購買無糖茶飲、無糖可樂、黑咖啡等來取代現成的含糖飲料。

（三）食物再好也要適量

　　不管食物有多營養或多健康，只要是水以外的食物都是有熱量的，所以即使是很健康或營養的食物也要適量攝取。建議養成看「食物營養成分表」的習慣，避免不小心誤吃太多熱量高的健康食物而發胖。舉例，在很多人觀念裡蔬菜乾或水果乾是健康低卡的食物，但實際上它們的熱量並不低，每百公克可能超過 400 大卡，比牛肉乾還高。所以，若你打算把某種很健康的食物列入你的減重飲食時，別忘了先花點時間了解它的熱量。

（四）聰明食物組合，別讓食慾控制你

　　如果你想減肥的話，建議最好以飯、麵等主食為正餐，並適當搭配肉和菜等食物一起攝取，而盡量不要以餅乾、麵包、饅頭等來當一餐。因為麵包這類食物組合是以澱粉為主，單吃不僅飽足感很差，且血糖上升會很快。血糖若急速上升，會促使身體製造大量胰島素來將多餘的能量儲存為脂肪，且會因為胰島素的大量分泌讓血糖降得太低，進而引發另一波的飢餓感。

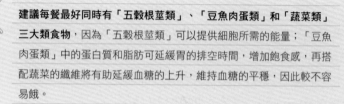

聰明食物組合法

建議每餐最好同時有「五穀根莖類」、「豆魚肉蛋類」和「蔬菜類」三大類食物，因為「五穀根莖類」可以提供細胞所需的能量；「豆魚肉蛋類」中的蛋白質和脂肪可延緩胃的排空時間，增加飽食感，再搭配蔬菜的纖維將有助延緩血糖的上升，維持血糖的平穩，因此較不容易餓。

◎ **以吃自助餐為例**：餐盤直接裝菜，飯則另外用碗裝（飯菜分開以避免菜的油水滴到飯上），挑選一樣以烤、蒸、滷、燉為主的肉類，然後使用上述所教的技巧來挑幾樣蔬菜，或拿熱湯來過水。

◎ **以吃麵攤為例**：以點湯麵為主，盡量不要再加香油或油蔥肉燥，湯盡量不要喝或少喝。另外額外再點些肉類或蔬菜來搭配，例如滷豆干、蛋、涼拌乾絲、牛腱肉等；或燙青菜、滷海帶、醃小黃瓜、泡菜、豆芽菜、龍鬚菜等。

二、用營養與運動來活化新陳代謝！

（一）營養好，新陳代謝才會高

我們所攝取的熱量約 70% 是用來維持呼吸、心跳、體溫等基礎生理現象，所以想要新陳代謝好就要讓它們運轉順暢。由於身體這些代謝活躍的組織多半是器官與肌肉等瘦肉組織，它們需要大量的營養來支持其運轉，包括優質蛋白質、維生素、礦物質等營養素。所以，減肥時切忌因怕胖而不敢吃肉，或為了方便熱量計算而總是吃蘇打餅乾、吐司、起司或水煮蛋等單調食物，或從事只吃蘋果等單一特定食物的減肥法。減重飲食要注重營養均衡，新陳代謝才會高。

（二）養成好動習慣，消耗更多熱量

　　運動或增加生理活動量可增加熱量的消耗、提升新陳代謝。「有氧運動」可增加能量的消耗，加快減肥速度；「肌力訓練」可增加瘦肉組織的量，進而提升新陳代謝。但增加活動量並非指去健身房運動，或每天一定要撥出一個小時以上的時間來從事特定運動，而是養成好動的生活習慣。因為唯有生活化，運動才能持續較長的時間，消耗的熱量也會比較多；且唯有養成習慣，才能避免在減肥成功後因停下運動而復胖。

好動生活方法

◎ 最好找自己喜歡的運動，與一些志同道合的朋友一起運動，每週運動 3 ～ 5 次，並養成習慣。

◎ 養成好動的習慣。例如以騎腳踏車取代機車或開車，短距離的購物或用餐以走路來取代坐車，用爬樓梯來取代電梯，提早一兩站下車或將車子停遠一點，或增加走路活動的機會，如飯後到學校操場、公園綠地或堤防等地方散散步。另外也可在假日安排動態活動，如登山露營、踏青郊遊等。**切記積少成多，所以千萬勿以動少而不為！**

◎ 另外，建議你可在運動計畫裡加入「重量訓練」來增加肌肉量。因為肌肉可消耗的熱量為脂肪的三倍，故增加肌肉可提升身體的燃脂能力；另外，由於減肥過程多少會導致瘦肉組織的流失，搭配肌肉訓練剛好可彌補這個問題。

三、建立好習慣，讓體重降下來不復胖！

❖ 不易胖的好習慣：3—4—7 飲食減重法

（一）3：以三餐為主的飲食，每餐有飯、有肉、有菜的均衡飲食

不管你幾點睡，幾點起床，盡量在你的生活中抓出三餐飲食的固定作息，因為以三餐為主的飲食比較容易維持住血糖的穩定。

（二）4：睡前 4 小時不要吃東西，讓身體有時間將食物的熱量代謝掉

如果你是夜貓族，每天凌晨 2 點才睡，那麼你只要在晚上 10 點前吃完最後一餐即可。

如何規劃飲食作息

在建立自己專屬的飲食作息時有兩個基本原則，一是兩餐間隔 4 ～ 6 個小時，二是以「第一餐吃得好、第二餐吃得飽、第三餐吃得少」來分配食物的量。

舉例，小華放假時一般會熬夜到凌晨兩點才睡，隔天近 11 點才會起床。那麼小華的三餐安排可能是中午 12 點，晚上 5 ～ 6 點，及晚上 9 ～ 10 點，中午那餐因為是起床第一餐，所以要重視餐食的營養，盡量吃得好一點；晚上 5 ～ 6 點那餐是第二餐，離睡覺還有一段很長的時間，所以可以吃飽一點；晚上 10 點那餐因離睡覺比較近，故熱量宜少一點。

（三）7：每餐吃七、八分飽，讓胃有機會縮小

　　不要因為蔬菜熱量低就大量吃，或灌一大堆的湯湯水水把胃撐飽。因為長期把胃撐大後，一旦面臨外食或無法找到低熱量食物時，很容易因吃入太多食物而發胖。

（四）多喝水

　　每天除了食物和湯中的水外，額外攝取 1,500 ～ 2,500cc 的水分。多喝水可沖淡口腔殘留的食物味道，降低食慾，並可幫助身體排除代謝廢物。

減重飲食與營養補充指南

一、飲食篇

　　想要減去一公斤的體脂肪，需要減少 7,700 大卡的熱量，在五大類食物裡，油脂的熱量最高，所以若每道菜都能減少一些油脂的攝取，一天下來一、二十樣食物的累積，很輕鬆就可減少數百大卡的熱量。由於我們平日所吃的食物裡，肉類和蔬菜大部分都是烹煮後才吃，所以挑選這兩類食物時，要盡量以烹調方法作為選擇的依據，並利用少油技巧減少來自蔬菜和肉類的油脂。主食方面要減少油脂比較簡單，基本上只要選擇白飯，而非淋肉汁的飯或炒飯，或以湯麵來取代乾麵就可輕鬆減油。

表八：食物挑選建議—體重管理篇

食物分類	飲食建議	備註
五穀根莖類	最好選擇加工較少的糙米、胚芽米、五穀米或全穀類；或地瓜、南瓜、芋頭等地下根莖類食物。 如因環境缺乏選擇可挑選白米、米粉、麵條等主食，但宜適量攝取，且最好搭配肉類和菜一起吃。	全穀類或非精製加工澱粉類維生素 B 群和營養素含量較多
豆魚肉蛋類	蛋、豆製品，新鮮未加工的家禽、家畜瘦肉、魚貝海鮮均可。 少吃肉鬆、肉乾、香腸、培根、貢丸等加工肉品。	挑選用少油方式來料理食物；食用肉類攝取時最好去皮，或明顯可見的肥油部分
奶類	牛奶和起司以低脂為優；優酪乳宜選原味、無糖。	
水果、蔬菜類	以新鮮水果為主並適量攝取，避免水果乾、蜜餞、果醬或果汁等加工水果製品。	蔬菜宜選少油的烹調方式；或挑上層的菜，並將湯汁瀝乾或過水再吃
油脂類	無特別限制，但宜盡量減少油脂的攝取（包括烹調油脂及調味料中的油）。堅果種子類熱量高，若要吃的話每日不宜超過 20 公克。	

二、營養補充品篇

　　坊間有很多減肥輔助品，但因每個人的發胖原因不同，所以需要針對自己狀況來挑選合適的產品效果才會好。以纖維類產品為例，它的作用機轉是透過增加飽足感來達到降低食量的目的，這對於食量大的人或許會有幫助，但對於三餐食量不大的人來說，效果就很差，所以，如果考慮購買減肥產品來輔助減肥時，建議參考表九備註中「適用對象」的描述，來尋找適合自己使用的產品。

表九:坊間常見減肥相關營養補充品

類型	產品／營養成分範例	備註
纖維類	關華豆膠、阿拉伯膠、洋車前子、仙人掌萃取、菊苣纖維、果膠、蒟蒻、燕麥纖維、專利 Fibersol-2(難消化性糊精)等。	**作用機轉:**增加飽食感,降低食量 **適用對象:**適合食量大;容易吃過多的人
代餐奶昔	為含有蛋白質、多種維生素與礦物質等成分的奶粉類產品,有的還會添加纖維或益菌等有益健康的成分。	**作用機轉:**代替一餐,減少熱量攝取 **適用對象:**能接受以代餐來取代正餐者;懶得算卡路里的人
阻斷油／醣吸收	斷油類:仙人掌萃取、甲殼素等 斷醣類:白腎豆萃取、武靴葉、小麥萃取物等。	**作用機轉:**斷油類產品能和油脂結合,使脂肪不能被人體吸收而達到減卡的效果。斷醣類產品則是透過阻斷澱粉被酵素分解,或降低對糖的慾望來達到減少來自澱粉類食物的熱量 **適用對象:**經常外食或聚餐應酬者;口味重、愛吃肉食者;或愛好澱粉類食物者
促進新陳代謝類	可可、綠／紅茶、瓜拿那萃取、咖啡因、瑪黛茶、黑胡椒或辣椒萃取。	**作用機轉:**藉由增加身體產熱或提升新陳代謝來提升能量的消耗 **適用對象:**長期反覆減重者;新陳代謝低者
減肥茶類	大部分為能幫助排便或利尿的產品,如番瀉葉、阿勃勒、大黃、決明子等(幫助排便);荷葉、澤瀉、麥芽等(消水腫)。	**作用機轉:**幫助排便或排尿 **適用對象:**適合有便祕或水腫者,喜歡喝有味道飲料者
其他類	魚油、維生素 B 群、鉻等。	**魚油**富含 ω-3 脂肪酸,有助調節發炎體質,減少沮喪、幫助情緒的穩定;**維生素 B 群**可補充減肥過程中因食物攝取減少所導致的營養不均問題;**鉻**能幫助血糖穩定而有助食慾的控制。

2 活力
能量充沛生活才會精采！

　　能量是生命表現的基礎，不僅走路、運動、工作、學習需要能量；大腦思考、心跳、呼吸、維持體溫、各種細胞機能的運轉都仰賴能量。充裕的能量不僅能讓你擁有充沛的體能精力，可從事任何自己感興趣的事，更代表大腦有足夠的能量進行思考運作，也意味著更好的活力、反應力與適應力。

　　身體所需的能量來自我們每天所吃的食物，不過你是否曾好奇過，為什麼生活、飲食和睡眠作息都大致相同，但有時會覺得精力飽滿、充滿能量，有時卻感覺很疲累，什麼事都提不起勁？到底問題出在哪裡？該怎麼吃才能讓自己整天都能維持充沛的體能活力，讓工作有好表現、生活充滿活力？本章「活力」將帶你了解能量是如何產生的，以及如何提供身體穩定的活力，讓你不再感嘆「心有餘而力不足」。

檢視你的活力

如果你已確認自己有體能活力差的問題,你還是可進行這一小節的檢測,以了解自己活力缺乏的程度,以及可能導致自己活力低下的原因;如果你活力缺乏狀況不嚴重,只是偶而好、偶而差,那麼你更適合做這些檢測,透過測驗,掌握是什麼因素讓你某些時候活力較差。(請評估下面的描述句,若符合自己狀況的話,請在句子前面打個勾。)

1. □ 早上總是需要靠喝咖啡或茶才能提振精神
2. □ 飯後兩三個小時就會覺得能量好像耗完了,而想要吃巧克力、麵包或甜點來補充能量
3. □ 不耐餓,錯過飯點就會頭昏、煩躁、注意力難以集中或脾氣會變得暴躁、易怒
4. □ 一到下午精神特別差,容易頭昏、無法集中注意力
5. □ 體能精力差,提不起勁做事,也沒有多餘體力做運動
6. □ 需依賴甜食或喝咖啡、茶等來提神,否則無法維持整天的精神
7. □ 情緒有時很不穩定,容易感到沮喪、或因小事就焦慮易怒
8. □ 大腦混沌,無法從事需專心思考的事情,或常會忘東忘西
9. □ 平日對吃不講究,忙的時候或懶得出門時,會隨便找食物來打發
10. □ 常以麵包、吐司,或便利商店的飯糰、三明治、微波食品等當正餐
11. □ 正在減肥中或關心身材的維持,所以平日嚴格控制飲食熱量
12. □ 平日沒有運動的習慣,過的是「久坐少動」的生活型態
13. □ 有低血壓或貧血問題
14. □ 有血糖高或糖尿病問題
15. □ 睡眠狀況差,每天睡不到 7 小時,或睡醒還是覺得很累

結果解析

上述問題中,你打勾的項目越多,代表對體能精力的負面影響就越大。體能活力差有很多可能原因,包括細胞缺乏能量、貧血缺氧、血壓低或睡眠不好等。但如果你並沒有睡眠或血壓的問題,卻還是缺乏活力,那麼你的問題應該是出在飲食上面。

解析活力～從食物到細胞，了解能量的產生

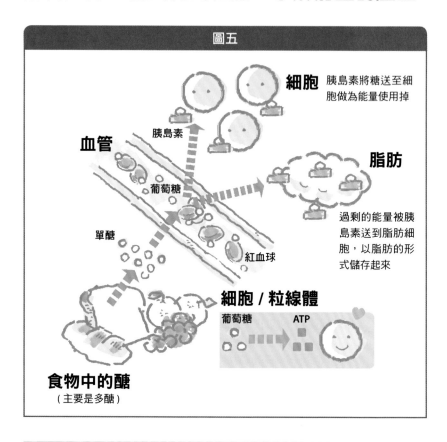

圖五

細胞 胰島素將糖送至細胞做為能量使用掉

血管

胰島素

脂肪

葡萄糖

過剩的能量被胰島素送到脂肪細胞，以脂肪的形式儲存起來

單醣

紅血球

細胞／粒線體

葡萄糖　ATP

食物中的醣
（主要是多醣）

圖解說明

　　醣類是細胞主要的能量來源，食物中的醣會在消化道裡分解為最小分子的單醣，然後進入血液循環，所謂的血糖指的就是血中的葡萄糖。血中的葡萄糖會在胰島素的幫助下送至細胞，在細胞的發電廠「粒線體」內轉化成細胞可用的能量單位ATP。過剩的能量則會被帶到脂肪組織儲存起來，等到血糖太低時再釋放出來，以維持血糖的穩定。正常的情況下，血糖會維持在 70 ～ 110 毫克／百毫升之間，以便能隨時提供細胞所需的能量。

一、血糖，細胞能量的來源！

❖ 穩定的血糖是細胞源源不絕能量的基礎

身體所需的能量來自我們每天所吃的食物，儘管醣類、蛋白質和脂肪都有熱量，但醣類才是身體優先利用的能量來源。我們三餐所吃的主食，也就是六大類食物裡的「五穀根莖類」所含的醣是多醣（由數百到數千個單醣所構成），進入體內後會在消化道裡被酵素分解為單醣，如葡萄糖、果醣或半乳糖等，然後在腸道中被吸收進入血液。

葡萄糖是身體細胞用來產能的主要原料，血中的葡萄糖則稱為血糖。在沒有吃東西的正常狀況下，血糖的濃度會維持在 70 ～ 110 毫克／百毫升之間；用過餐後，因食物中的糖進入血液，所以血糖濃度會增加。血糖上升時會刺激胰臟製造「胰島素」來將糖運送給細胞使用，多餘的熱量則會轉變成脂肪儲存起來，因此飯後血糖會慢慢降低，一般吃過飯兩小時後血糖大致會降到 140 毫克／百毫升以下。

儘管在一天當中，血糖會隨進食而高低起伏，但大致上都會維持在上述範圍內，這主要是透過身體兩個調控血糖的荷爾蒙「胰島素」和「升醣素」的幫助。當血糖高時，胰臟會分泌「胰島素」將糖帶給細胞使用，或儲存為脂肪，使血糖降低；而當血糖低時，則會分泌「升醣素」將儲存在肝臟與肌肉中的醣釋放出來，以維持血糖的穩定，若能量還是不足的話，甚至會將儲存的蛋白質和脂肪轉變為糖，讓血糖上升（糖質新生作用）。

總結來說，穩定的血糖對身體非常重要，細胞需要能量來汰舊換新、執行各種生理機能，而為了能隨時提供細胞所需能量，身體會透過多重機制來將血糖維持在一定的範圍內。

❖ 細胞如何將葡萄糖轉化為能量

糖被胰島素送入細胞後，會在細胞的「能量工廠」粒線體轉換為能量貨幣 ATP 供細胞使用，在這個過程中需要維生素 B1、B2、B6、菸鹼酸等維生素 B 群，及輔酶 Q10 的幫忙。

維生素 B 群在能量代謝上扮演輔酶的角色，能幫助營養素代謝，促使能量的產生，而這也是為什麼很多人會覺得吃了維生素 B 群後，體能精力會比較好的原因。輔酶 Q10 位於粒線體內，參與能量的製造，能讓細胞供能系統運轉更快，所以有助能量的快速產生。

二、有氧，細胞才會有活力！

能量的產生除了需要醣類、脂肪和蛋白質等原料外，還需要氧氣的參與，故若缺氧的話，也會影響能量的產生而讓我們缺乏活力。

❖ 細胞缺氧，就會導致貧血

氧氣在身體裡是透過紅血球來搬運，而血紅素就是紅血球中攜帶氧氣的介質，血紅素分子中的鐵則是和氧氣結合的部位。因此若紅血球、血紅素製造出現問題，或缺鐵都會影響身體攜帶氧氣的數目，而導致貧血。貧血簡單地說就是細胞缺氧，故會有體能精力差、易倦怠、耐力與持久力差、四肢無力等細胞缺氧症狀；甚至因大腦缺氧而會頭暈眼花、思緒不順、記性變差等。由於身體是透過心臟的壓縮來推動血液循環，讓血液中的氧氣和養分得以循環至全身，故若心臟無力或血壓太低的話，也會因血液灌流不足而造成細胞缺氧，而有頭昏、全身無力、容易疲勞等症狀。

健康飲食與生活，讓身體隨時充飽電

　　細胞的汰舊換新、體內各種生理機能的運轉以及我們言行舉止等，各式生理活動與運動等都需要仰賴 ATP 能量；而 ATP 能量如要源源不斷的供應，則需要有充足的氧氣、適當的營養和穩定的血糖，所以若想過著充滿活力的生活，飲食的營養均衡和食物組合就非常重要。

一、建立以三餐為主的飲食型態！

　　對現代人來說，想要維持整天血糖的穩定，三餐為主的飲食型態會比少量多餐好。以 1,500 大卡的飲食為例，如果分配在三餐，每餐約可攝取 500 大卡，這樣的熱量可以選擇飯、肉、菜等來吃，吃得很均衡豐富，也較容易讓血糖維持穩定。但同樣的熱量若分配到三正餐、兩點心的話，每餐大概只能攝取 300 大卡，這樣的熱量往往僅能選擇一些簡單的食物或輕食，如麵包、三明治、麵線等，很容易因食物選擇不適當而使血糖不穩定。

二、避免以單吃精製加工澱粉類食物！

　　正餐盡量以米飯和麵食等主食，並搭配肉類和蔬菜一起食用，因為這樣的搭配可透過肉類中的蛋白質和脂肪，蔬菜中的纖維來延緩血糖的上升，讓血糖維持在較穩定的狀態下。若以麵包、蛋糕或餅乾等加工澱粉類食物來取代正餐，一來因這類東西體積小飽足感差，二來因缺乏蛋白質、脂肪、纖維等營養素，所以血糖上升較快，容易促使胰島素大量分泌，而導致血糖的起伏不穩，我們可以從圖六更加了解，食物的選擇與血糖是否穩定，扮演著關鍵的角色。

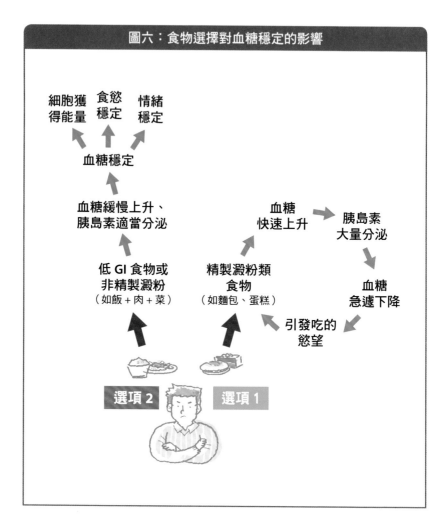

圖六：食物選擇對血糖穩定的影響

圖解說明

　　食物的選擇會影響血糖的穩定，進而影響我們的食慾與情緒。選擇精製澱粉類食物會使血糖急遽升降，並因血糖降得太低而引發身體對糖的渴望，而導致「甜食上癮症候群」；但若選擇低 GI 食物、非精製澱粉或均衡飲食，則有助維持血糖的穩定，讓身體獲得充裕能量，並有助穩定食慾與情緒。

三、選擇較不容易引起血糖波動的低 GI 食物！

升糖指數（簡稱 GI 值）是實際測量攝取某食物後的血糖反應，並和標準食物比較而得的數值。簡單地說，GI 值就是用來衡量某食物中碳水化合物轉變為葡萄糖的速率和能力的指標，GI 值越高血糖波動就越大，胰島素反應就越強，血糖就越容易不穩定。故若想維持血糖的穩定，最好盡量選擇低 GI 值的食物。

基本上，莖葉及豆類蔬菜、全穀類，或蓮藕、芋頭等地下根莖類因含豐富的膳食纖維，能延遲食物消化吸收的速度，所以 GI 值一般比較低；而米、麵及以其為原料所製作的各種主食，如餅乾、麵包、蛋糕、糕點等因容易消化、血糖上升快，所以多半屬高 GI 值食物。

四、吃對營養，讓能量的轉換更有效率！

多攝取富含維生素 B1、B2、B6、菸鹼酸等維生素 B 群的食物，可以讓食物中的能量盡快轉換出來提供身體使用；輔酶 Q10 可協助將葡萄糖轉變為能量。另外，飲食中宜攝取足夠的鐵，以避免貧血而影響能量產生效率以及細胞活力。

◆ **富含維生素 B 群的食物**：全穀類、蛋、奶、豆類、瘦肉、內臟、堅果和酵母片均是維生素 B 群的良好食物來源。
◆ **富含輔酶 Q10 的食物**：動物性食物含量較植物性食物含量高。動物性食物中以鯡魚、鯖魚、鮭魚等多脂魚肉；豬肝、豬心、雞肝和雞心等內臟；牛肉、雞肉等含量較高。植物性食物中則以花生、芝麻、開心果、核桃等堅果類；黃豆、花椰菜、地瓜；酪梨、草莓、葡萄、蘋果等含量較高。

◆ **富含鐵的食物**：動物性食物較植物性食物鐵含量高且吸收率較好。基本原則為內臟含量高於肉類，紅肉高於白肉。內臟中，肝臟的鐵含量較心臟和家禽的胗高；紅肉中，牛肉、鴨、鵝、羊肉的鐵含量一般較豬肉高。

◆ 植物性食物鐵含量較高的有花豆、紅豆、黃豆、綠豆、白鳳豆、萊豆等豆科植物；小麥胚芽、燕麥、小麥；蔬菜類中則以食茱萸、紅莧菜、莧菜、菠菜、地瓜葉、蕹菜等含量較高；水果中則以黑棗、紅棗、百香果和紅肉火龍果鐵含量較高。

五、來點運動，讓生活更有精神、活力！

規律運動對身體健康有很多好處，例如能改善心肺功能；增強骨骼健康、預防骨質疏鬆；幫助血壓、血糖的控制；降低癌症、心血管疾病與慢性病的罹患風險。除此之外，運動對你的體能精力也很有多幫助，包括鬆弛緊繃的神經、舒緩壓力；改善睡眠品質；促進血液循環、讓你更有活力；幫助血糖的調節、讓血糖更容易維持穩定。故建議每週運動至少150分鐘，或每週5天，每次運動30分鐘。特別是那些睡不好、低血壓或有糖尿病困擾者，若能搭配運動將會讓精神、活力的改善效果更好。

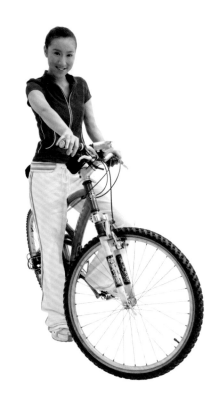

活力飲食與營養補充指南

一、飲食篇

　　想要擁有活力充沛的生活，別忘了每餐一定要攝取「五穀根莖類」等富含醣類的食物，因為醣類是身體優先使用的能量來源，且大腦、神經系統和紅血球更是依賴葡萄糖所提供的能量。另外，攝取澱粉類食物時，最好同時搭配富含蛋白質的「肉魚豆蛋類」及蔬果的攝取以協助維持血糖的穩定。另外，為了讓食物能量能盡快轉換出來，別忘了多攝取富含維生素 B 群及輔酶 Q10 的食物，而若有貧血問題的人，宜多選擇鐵含量較高的食物來改善貧血。

表十：食物挑選建議—活力篇

食物分類	飲食建議	備註
五穀根莖類	最好選擇加工較少的糙米、胚芽米、五穀米或全穀類；或地瓜、南瓜、芋頭等地下根莖類食物。 如因環境缺乏選擇可挑選白米、米粉、麵條等主食，但宜適量攝取，且最好搭配肉類和菜一起吃。	全穀類或非精製加工澱粉類維生素 B 群和營養素含量較高。
豆魚肉蛋類	蛋、豆製品，新鮮未加工的家禽、家畜瘦肉、魚貝海鮮均可。	有貧血的人可多選擇內臟、紅肉等來補血。
奶類	無特別限制。	牛奶最好以原味為主，優酪乳以原味、無糖為優。
水果、蔬菜類	以新鮮水果和新鮮蔬菜為主。	
油脂類	無特別限制，但冷壓初榨橄欖油、花生油、油菜油、大豆油和芝麻油等輔酶 Q10 含量較高；而花生、芝麻、開心果、核桃等也富含維生素 B 群和輔酶 Q10。	

二、常見相關營養補充品

　　營養補充品可用來補飲食營養的不足，或彌補因「人在江湖，身不由己」的無奈。你可以參考以下表十一的「類型」欄，視自己的需求來選擇適合自己的營養補充品。

表十一：坊間常見活力相關營養補充品

類型	營養素範例	備註
幫助能量代謝	維生素 B1、B2、B6、菸鹼酸等維生素 B 群。	
幫助能量產生與利用	CoQ10、D- 核糖。	CoQ10 可幫助能量產生，D- 核糖是 ATP 的重要原料，能消除疲勞、快速恢復活力、提高心臟輸送氧氣的效率。
幫助維持血糖穩定	鉻。	是醣類、脂質、蛋白質代謝必需的微量元素，可促進胰島素的正常功能與細胞對葡萄糖的利用，有助血糖的穩定。
改善貧血	鐵、維生素 B6、B12 和葉酸。	貧血會影響氧氣的運送，導致細胞缺氧。
幫助循環、增加帶氧量	精胺酸、硝酸鹽及亞硝酸鹽補充品（諾麗萃取物、紅甜菜根等）。	精胺酸在一氧化氮合成酶的幫助下可轉化為一氧化氮；硝酸鹽及亞硝酸鹽在口腔共生菌和胃酸的幫助下，可轉化為一氧化氮，使血管舒張，傳遞更多的氧氣和營養素。

3 肌力
肌肉有力動起來才犀利！

　　隨著我們年齡的增長，身體組成也會跟著改變，出現三少一多的現象：肌肉減少、體水分減少、骨質密度減少，體脂肪變多。所以即使你的體重和年輕時差不多，但你仍會發現新陳代謝變低了，肚子變凸、身材開始走樣；體能耐力變差了，仰臥起坐做不起來、小孩抱不太動、爬幾層樓就氣喘吁吁……，這一切變化都跟肌力減退有關。

　　肌肉有力，不僅意味著「六塊肌及好身材」，它更代表你是否能走、能跑、能跳；能提重物，開瓶、洗衣、做仰臥起坐；是否有更好的新陳代謝、更佳的燃脂能力、更靈敏的反應，且更能保護骨骼和關節；是否有更棒的健康狀態，更充沛的體能精力，及能否擁抱充滿動能的精采生活。想念年輕時充滿力量的生活嗎？現在不妨將「養肌力」列入你的健康計畫中吧！

檢視你的肌力

　　隨著年齡增長，我們各項器官的生理機能會逐漸降低，肌肉質量減少就是其中之一。從 40 歲以後，我們的肌肉量會以每十年約 8％的速度降低，之後隨著年紀越大流失速度將會更快，這意味著年紀大後，肌力將逐漸降低，讓很多原本輕而易舉的事變得不再容易了。想避免因肌力下降而影響你的生活品質，就要及早發現自己的問題，趁早保養。（請評估下面的描述句，若符合自己狀況的話，請在句子前面打個勾。）

1. ☐ 爬兩、三層樓梯時就會覺得腿痠軟無力
2. ☐ 走路慢，較長的馬路要等兩次紅綠都才能走完；
　　或走路無法走太久或走太遠
3. ☐ 開寶特瓶扭轉瓶蓋、開罐頭，或洗衣服要扭乾厚重衣物時感覺
　　很吃力
4. ☐ 手無力，提不了重物、抱不動小孩
5. ☐ 手部握力弱，女性低於 18 公斤，男性低於 26 公斤
6. ☐ 耐力越來越差，需要力氣的工作都無法持久
7. ☐ 體重只是稍微超標，但小腹凸出明顯
8. ☐ 無法從椅子或轎車直接站起來，要靠支撐物才能起身
9. ☐ 無法睡地舖，起床時無法直接起身，需要靠支撐物
10. ☐ 仰臥起坐或伏地起身等運動做不了幾個，或做不起來
11. ☐ 平日生活為「少動多坐」的型態，並常有腰痠背痛的困擾
12. ☐ 沒有規律運動的習慣
13. ☐ 年紀超過 40 歲
14. ☐ 常常減肥，一年內曾有多次反覆減肥的經驗
15. ☐ 平日飲食「豆魚肉蛋類」和「奶類」食物吃得很少

結果解析

　　上述項目勾選的越多表示肌力表現越差。肌力降低會影響四肢及身體肌肉功能，因而影響我們的生活品質。此外，由於肌肉是身體重要的活性代謝組織，當肌肉量減少時，身體的新陳代謝和燃脂能力也會變差，並增加骨折及慢性病的罹患風險。所以不管是老年人或青壯年人，養肌力都是一個相當值得重視的健康議題。

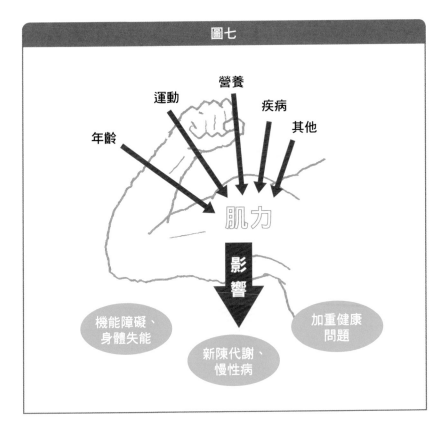

解析肌力～是什麼原因導致肌力不如從前

圖七

營養

運動

疾病

其他

年齡

肌力

影響

機能障礙、
身體失能

新陳代謝、
慢性病

加重健康
問題

圖解說明

　　肌肉是由蛋白質所構成，其中儲存了肝醣可在運動時作為肌肉能量來使用。我們的肌肉量會隨著年齡增長而流失，此外，若缺乏運動、營養不良，或某些疾病都可能導致肌肉的萎縮、退化。當肌肉量減少時，除了會因為肌肉無力而導致身體失能、影響一些日常生活作息外，還會導致新陳代謝的降低，並增加某些慢性病的罹患風險。而若肌力差並同時有肥胖，或同時有骨質疏鬆問題，則可能使健康惡化。

一、認識肌肉與骨骼的親密關係

　　肌肉占了人體總重的 40 ～ 55％，不僅我們的手腳、軀幹是由肌肉所構成，包括心臟、胃、腸、血管等器官也有肌肉的存在。人體的各種動作，如講話、寫字、肢體語言、轉頭、扭腰、站立、蹲下，到走路、跑步等都是仰賴肌肉收縮來產生，因肌肉組織中遍布神經組織，能接受身體的訊息與外界的刺激來產生動作。

　　身體大部分的肌肉藉由韌帶附著在骨骼上，肌肉的張力則是維持身體姿勢與體態的基礎，故若姿勢不良的話，將會增加關節骨骼壓力，讓我們容易疲累。另外，肌肉還可提升骨骼的支撐力，降低骨骼和關節的負擔，因此肌力差的人也較容易有腰痠背痛的問題。

　　肌肉最小的構成單位是肌肉細胞（肌纖維），主要是由蛋白質所構成，特別是支鏈胺基酸，另外還含脂肪與少量的醣（肝醣）。每一塊肌纖維都有微血管輸送氧氣和養分以提供肌肉所需營養，所以當營養不足或循環不佳時，都可能導致肌肉的萎縮。

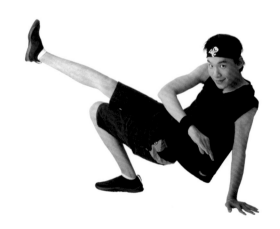

二、影響肌力的原因

❖ 年齡與性別

　　肌肉的含量和年齡性別關係相當密切。基本上，男性的肌肉含量會高於女性，所以同樣的體重，男性的體態外型會看起來比較結實，且新陳代謝也會較女性高。

　　隨著年齡增長，因老化所導致的細胞機能衰退及荷爾蒙的變化，會讓肌肉快速流失。研究顯示，40 歲後我們身體的肌肉約以每十年 8％的速度流失，70 歲後則倍增為 15％；大腿肌肉的流失更為嚴重，40 歲後每十年會減少 10 ～ 15％，70 歲後則是翻倍到 25 ～ 40％。因此，即便你的體重和年輕的時候一樣，但因脂肪變多、肌肉變少，所以曲線將不再結實、小腹凸出、肌力減弱，且代謝也越來越低而讓我們更容易發胖。所幸，不同於其他器官的退化，肌肉的流失是可逆的，且可透過鍛鍊來改善，所以只要盡早留意肌力的重要性，就可以避免肌力流失所帶來的健康問題。

❖ 不良飲食與缺乏運動

　　身體的器官會遵循「用進廢退」原則：常用的會越來越發達，不常用的則會弱化或喪失功能。肌肉也是一樣，若缺乏使用，如缺乏運動、長期臥病或行動不便等都會加速肌肉的流失。反之，若經常性使用，或特意進行鍛鍊的話，則可維持或增加肌肉量。因此我們會看到長期臥病在床或坐輪椅的人，肌肉因缺乏外力刺激而導致肌肉萎縮，運動選手的肌肉則因常使用而較發達。

對肌肉來說「飲食營養是否足夠」非常重要。一來是因為肌肉功能的執行需要良好的營養來支持，例如蛋白質是肌肉的建材，肌肉會儲存適量的醣（以肝醣型式儲存）供運動所需。二來是因為若能量缺乏時，身體會將蛋白質和脂肪分解轉化為葡萄糖供細胞使用，因而導致肌肉的流失。所以，飲食若營養不良或熱量缺乏，都可能影響肌肉量而導致肌力的減退。

如果說**年長者肌力流失主要是因為老化，或行動不便、臥病在床及營養吸收不良等因素；那麼對青壯年人來說，肌力流失的主要原因則是缺乏運動、飲食營養不良及減肥。**特別是經常反覆減肥者，肌肉流失會更加嚴重，因為當我們每次減肥時，所減輕的體重除了脂肪外，還會有部分的瘦肉組織（包括肌肉）；而當我們體重復胖時，所胖回來的全部都是脂肪，所以反覆減肥的次數越多，身體脂肪含量就會越來越多，肌肉量則會越來越少，而讓我們越來越難減肥。

❖ 其他影響肌力的原因

肌肉進行收縮或執行大腦命令時，所需的氧氣和養分來自血管的輸送，故若血管阻塞或出問題，都可能因缺乏氧氣或營養而影響肌肉機能。另外，像是自由基傷害、慢性發炎、部分內分泌疾病導致的荷爾蒙分泌異常、癌症惡病質、神經元退化疾病等都可能導致肌肉量、肌肉強度和肌肉功能的喪失。

養肌力打造動力人生

　　肌肉是力量的泉源，是骨骼的保鑣，燃燒的熱量是脂肪的 3 倍，是我們從事任何活動、擁有良好生活品質的基礎。但不幸的是我們身體的肌肉量會隨著年齡增長而快速流失，而現代人普遍的「久坐少動」生活型態、飲食營養不良及因三高所引起的血管循環問題，更是讓肌力問題雪上加霜，導致我們必須刻意經營才能擁有動力精彩的人生。

　　營養可以支援肌肉、幫助肌肉合成並減少肌肉的流失，但若要增加肌肉量主要還是靠鍛鍊，經常性的使用與系統性的鍛鍊可變得更強壯。所以想要養肌力就要從飲食和運動著手做起！

一、鍛鍊你的肌肉，讓肌肉動起來！

　　研究發現，儘管隨著年齡增長會因老化而導致生理功能的退化，但肌肉量的減少最多只有 50％與老化有關，另外 50％則是因為缺乏使用而導致的肌肉萎縮。所以**不管你的年齡幾歲，你都可以透過正確的運動來逆轉肌肉流失的問題**。這裡之所以特別強調正確的運動，是因為大家比較耳熟能詳的運動，諸如慢跑、健走、游泳等為有氧運動。有氧運動雖然能提升心肺功能、增加卡路里的消耗，但並不是鍛鍊肌肉的好方法。**如果希望增加肌肉量、強化肌力的話，要選擇的是肌力訓練（或稱阻力訓練）。**

　　前面有提到，肌肉要常用才不會退化，用得足夠頻繁的話還會越來越發達，所以肌力訓練的目的就是利用阻力或重量來鍛鍊特定的肌肉群。這裡的重量包括自身的重量，如伏地挺身等；或額外負重（又稱重量訓練），如使用啞鈴或利用健身房的機械等。

　　之所以要負重是因為透過重量的刺激，可讓無法負擔此重量的肌肉受到損傷，由於身體具有自行修補損傷的能力，所以經再次修補後肌肉將變得更為強壯。因此以負重來訓練肌力可讓肌肉量增加，並增加肌肉的尺寸。故在進行肌肉訓練時需要有足夠的刺激（包括重量和訓練的組數），且最好採漸進式方式來進行。另外，兩次訓練間要間隔 48 小時，並在訓練後提供足夠的營養來支援肌肉的修補。

表十二：有氧運動和肌力訓練的比較

類型	有氧運動	肌力訓練
範例	健走、慢跑、騎腳踏車、游泳、跳舞、跳繩、有氧健身操；健身房中的跑步機、划船機、固定腳踏車等。	啞鈴、槓桿、健身房中的機械訓練、徒手訓練（如伏地挺身、仰臥起坐、單槓訓練、徒手深蹲、拱橋等）。
頻率與次數	每週 3 ～ 5 次，每週至少 150 分鐘（每次最好不少於 20 分鐘）。	每週 3 次，每次 20 ～ 30 分鐘。兩次鍛鍊間隔 48 小時以上。
備註	• 運動前先做熱身運動，運動後做緩和運動。 • 若要能改善心肺功能，強度要大於最大心跳率的 50 %，而最好能維持最大心跳率 60 ～ 90%的運動強度。另外一個判斷方法就是維持在可一邊運動一邊說話的程度（若說話有困難或會太喘而無法說話，表示已進入無氧代謝階段）。 （註）最大心跳率 =220 － 年齡	• 阻力與重量必須比原本肌肉所能承受的高（覺得難的程度）。 • 從中低強度開始，採漸進式的方式來增加訓練的重量與組數。 • 當進行多組阻力訓練時，宜先做大肌群再進行小肌群的訓練（例如腿部和手部都要訓練時，先做腿部，再做手部）。

二、補充蛋白質協助肌肉的修復！

　　肌肉訓練的原理是透過負重的刺激來淘汰掉無法負擔的肌肉，藉由肌肉損傷後的再修補讓新的肌肉更強而有力，所以在訓練後攝取足夠的蛋白質是非常重要的。

　　那麼，到底每天要攝取多少蛋白質呢？一般人每公斤體重所需的蛋白質為 0.8～1.2 公克；但若有在做肌力或重量訓練的話，需要增加蛋白質的攝取量來滿足肌肉合成的額外需求，所以每公斤體重蛋白質攝取量要增加到 1.2～1.6 公克。舉例，一個 60 公斤的人平日每日要攝取 60 公克蛋白質，若有做耐力或重量訓練時，則每天要攝取 84 公克蛋白質。

　　要選擇那些蛋白質比較好？蛋白質是身體重要建材，所以平日宜盡量挑選優質蛋白質來補充，基本上新鮮、少加工的「豆魚肉蛋類」和「奶類」食物都是良好的蛋白質來源。但如果有做肌力訓練時，運動後最好優先選擇富含支鏈胺基酸的食物來補充。支鏈胺基酸指的是白胺酸、異白胺酸和纈胺酸，它們是肌肉中主要的胺基酸，並在肌肉肝醣用完時可分解做為備用能量。此外，支鏈胺基酸還能刺激胰島素的分泌，幫助肌肉蛋白質的合成，並抑制蛋白質分解，所以也常被用在健身或運動競賽中作為運動補充品。正因為上述這些特質，所以支鏈胺基酸很適合用來作為肌肉訓練後的蛋白質補充食物。

蛋白質什麼時候吃比較好？研究發現運動後立即攝取高蛋白最有利肌肉的合成，所以最好在肌肉訓練後一小時內盡快補充富含支鏈胺基酸的食物。由於支鏈胺基酸是蛋白質，所以富含蛋白質的肉、魚、豆、蛋、奶類食物都含有這些胺基酸，其中牛奶、起司等乳製品、牛肉、魚肉、家禽肉類、蛋以及大豆、黑豆等含量都很豐富。

三、補充維生素 D 和鈣來支援肌肉、骨骼系統！

骨骼和肌肉息息相關，骨骼提供肌肉附著面，肌肉則可以保護骨骼，藉由兩者間的互相配合，讓我們得以從事各種不同的活動與運動，特別在從事肌肉訓練時更是需要骨骼與韌帶的支援。

在骨骼健康上有兩個很重要的營養素「鈣」和「維生素 D」。鈣是構成骨骼的重要礦物質，維生素 D 則可幫助鈣質的吸收，促進骨質礦物化，讓骨骼更強健，並預防骨質疏鬆。另外，由於肌肉也被發現有維生素 D 接受器的存在，顯示骨骼肌也會受到維生素 D 的調節。許多研究也發現對血中維他命 D 濃度和肌肉力量、運動表現等有正向的關連。

四、攝取抗氧化、抗發炎營養素來保護肌肉！

運動越激烈或強度越大產生的自由基就會愈多，造成細胞的氧化壓力而影響肌肉的修補，故宜多攝取富含抗氧化功能的食物來保護細胞，免於運動所帶來的氧化傷害。氧化壓力會促使發炎的發生，肌肉細胞因鍛鍊損傷也會引起發炎反應，所以也可以把抗發炎營養素加入養肌力的營養計畫中。

五、維持血液循環順暢，確保肌肉能獲得所需的營養！

在運動營養品中，除了高蛋白、支鏈胺基酸外，另一個最紅的就是能促進一氧化氮產生的營養品，如精胺酸或紅甜菜根、諾麗萃取物等。精胺酸在體內透過一氧化氮合成酶的幫忙可轉化為一氧化氮；紅甜菜根、諾麗萃取物等則可提供硝酸鹽和亞硝酸鹽等產生一氧化氮的原料。硝酸鹽（NO_3^-）會在口腔共生菌的協助下先轉換為亞硝酸鹽（NO_2^-），亞硝酸鹽到了胃中，在胃酸的幫助會下再去掉一個氧，變成一氧化氮（NO）。一氧化氮是血管舒張因子，會讓血管擴張，因此可確保肌肉能獲得充裕的氧氣與營養，有助在運動時能有更好的表現，另外還可增加運動的耐力、幫助乳酸的清除而達到減緩運動後的肌肉痠痛疲勞問題。

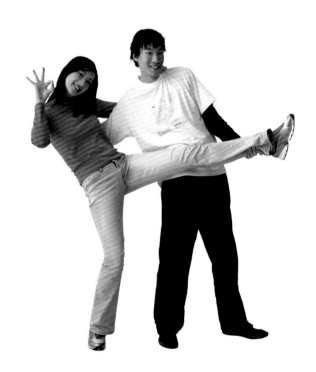

肌力飲食與營養補充指南

一、飲食篇

　　肌肉鍛鍊的過程是透過肌肉不斷的損傷再修護來達成，鍛鍊過程對肌肉和骨骼都是一個很大的負荷。另外，在激烈的肌肉訓練過程會產生自由基，而肌肉受損也會導致發炎，而在肌肉修護過程還需仰賴血液送來的營養素。透過完善的營養支援將有助於降低肌肉鍛鍊過程可能產生的不適，並讓肌肉的修護更有效率。

表十三：食物挑選建議─肌力篇

食物分類	飲食建議	備註
五穀根莖類	最好選擇加工較少的糙米、胚芽米、五穀米或全穀類；或地瓜、南瓜、芋頭等地下根莖類食物。如因環境缺乏選擇可挑選白米、米粉、麵條等主食，但宜適量攝取。	全穀類或非精製加工澱粉類營養品質較佳。
豆魚肉蛋類	無特別限制，但蛋、新鮮家禽瘦肉、牛肉、魚肉、內臟；黃豆、黑豆等支鏈胺基酸含量較多。	盡量以新鮮肉品為主，少吃肉鬆、肉乾、貢丸、香腸、臘肉等加工肉品。
奶類	無特別限制，牛奶、起司是支鏈胺基酸的良好來源食物。	
水果、蔬菜類	以新鮮水果和新鮮蔬菜為主，可多攝取深色（黃、橙、紅、紫）的蔬果。	深色蔬果抗氧化能力較高。
油脂類	無特別限制，但花生、芝麻、開心果、核桃等富含維生素 B 群和輔酶 Q10 會是不錯的選擇。	

二、常見相關營養補充品

　　營養補充品可用來補飲食營養的不足，或彌補因人在江湖，身不由己的無奈。你可以參考下表中的類型欄，視自己的需求來選擇適合自己的營養補充品。

表十四：坊間常見肌力相關營養補充品

類型	營養素範例	備註
支鏈胺基酸補充品	支鏈胺基酸、乳清蛋白。	
支援骨骼健康	維生素 D、鈣。	若想強健骨骼，除鈣和維生素 D 外，最好選擇有添加鎂、錳、銅、維生素 C 等的複方產品。
抗氧化營養素	• **維生素類**：維生素 E、維生素 C、β- 胡蘿蔔素等。 • **礦物質類**：硒、鋅、銅、錳等。 • **植化素**：葉黃素、茄紅素、β- 胡蘿蔔素等類胡蘿蔔素；吲哚、異硫氰酸鹽、蘿蔔硫素等有機硫化物；多酚、兒茶素、花青素等類黃酮類；鞣花酸、綠原酸等酚酸類。	
抗發炎營養素	• **ω-3 脂肪酸類**：深海魚油、亞麻仁子油。 • **植化素**：如芸香甘、槲黃素、薑黃、花青素、丁香酚等類黃酮類。	
幫助循環、增加帶氧量	精胺酸、硝酸鹽 & 亞硝酸鹽補充品（諾麗萃取物、紅甜菜根等）。	精胺酸轉化為一氧化氮需要氧氣及酵素的幫助；硝酸鹽與亞硝酸鹽則是在無氧狀態下，藉由口腔共生菌和胃酸的幫助來轉化為一氧化氮。

4 腸力
腸道健康，常保安康！

　　腸道指的是從口到肛門這條封閉的管子，標準的稱呼叫做消化道。大部分人對它的印象多半停留在排便好壞，或者消化不良等問題，但其實腸道的功能遠比你想像的重要多了。因為如果沒有它的話，細胞將無法吸收食物中的營養和能量而被「餓死」。對細胞來說，我們所吃的食物實在太大了，食指寬度大小就可排列約 300 個皮膚細胞，所以我們所吃的食物要分解成非常微小的分子才能被細胞所吸收，而這都是仰賴消化道的幫忙。

　　此外，來自食物的營養素是在腸道被吸收進入血液，再透過血液送給全身近 40 兆細胞使用；食物中的殘渣廢物也是藉由腸道來排除的。而由於食物暴露在空氣中很容易沾上細菌、病毒等致病菌而讓我們生病，所以腸道也負有部分免疫防禦的工作，來保護我們免於致病菌的傷害。總結來說，千萬別輕視小小的消化道，因為它可是負責消化、吸收、廢物排除與免疫四體合一的功能，所以要照顧好腸道健康，才能讓我們常保安康！

檢視你的腸力

　　在眾多腸道功能中，最容易感受到的就是排便和消化吸收，只要細心觀察自己的排便狀況以及飯後的感覺就可推測一二。由於腸道主要功能在幫忙食物消化，所以我們的飲食習慣、對食物的喜好和飲食組成也會直接影響消化道的機能。下面是一些有關消化道機能的小檢測，提供你做為評估自己腸力的參考。（請評估下面的描述句，若符合自己狀況的話，請在句子前面打個勾。）

1. ☐ 飯後常會出現上腹悶脹不舒服、打嗝、溢胃酸的問題
2. ☐ 上腹部痛、噁心不舒服、容易想吐、食慾減退。
3. ☐ 腹部腸鳴、容易排氣或放屁，大便常常可以看到沒消化的食物殘渣
4. ☐ 雖然吃得和同齡的人一樣多，但就是長不了肉而有體重過輕、營養不良的困擾
5. ☐ 每天排便次數少於一次，或排便很不順暢、廁所要上很久糞便才能排出來
6. ☐ 常會拉肚子，糞便軟稀不成形
7. ☐ 糞便顏色偏深，且味道較重
8. ☐ 個性急、吃飯速度很快，常常沒細嚼慢嚥便囫圇吞下
9. ☐ 壓力大，工作忙碌，生活與飲食作息不規律
10. ☐ 喜歡吃肉食、高油脂食物，不愛吃蔬菜和水果
11. ☐ 三餐外食，或常以速食、微波食品等簡單便利食物解決三餐
12. ☐ 近期曾吃過抗生素
13. ☐ 出國或到外地旅遊常會有拉肚子、水土不服的情形
14. ☐ 吃外食或路邊攤的食物時，很容易因食物不乾淨而拉肚子
15. ☐ 有食物過敏問題

結果解析

　　上述項目勾選的越多表示腸力越差。腸道主要負責消化，腸道機能很容易受到飲食、生活作息等因素的干擾，而出現短暫的消化不良、吸收不良或排泄等方面的困擾。但也因此，只要多留意飲食或調整一些不良的習慣，就很容易改善腸道健康狀況。本單元將帶你更了解自己的消化道，並了解如何解決這些常見的消化道健康問題。

解析腸力～認識消化道對人體健康的重要

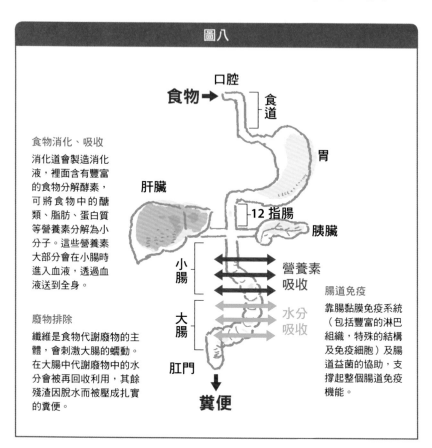

圖八

食物消化、吸收

消化道會製造消化液，裡面含有豐富的食物分解酵素，可將食物中的醣類、脂肪、蛋白質等營養素分解為小分子。這些營養素大部分會在小腸時進入血液，透過血液送到全身。

廢物排除

纖維是食物代謝廢物的主體，會刺激大腸的蠕動。在大腸中代謝廢物中的水分會被再回收利用，其餘殘渣因脫水而被壓成扎實的糞便。

口腔
食物→
食道
胃
肝臟
12指腸
胰臟
小腸
營養素吸收
大腸
水分吸收
肛門
糞便

腸道免疫

靠腸黏膜免疫系統（包括豐富的淋巴組織，特殊的結構及免疫細胞）及腸道益菌的協助，支撐起整個腸道免疫機能。

圖解說明

　　腸道負責食物的消化、吸收，廢物排除及免疫功能。食物的消化吸收主要是從進入胃以後，在肝膽胰消化液的幫助下開始；營養素的吸收主要是在小腸這段；大腸的主要功能則是幫助食物殘渣的排出。在整個腸道黏膜上還遍布淋巴組織，並有免疫細胞的駐守，和腸道益菌一起幫助身體守護消化道健康，降低病（致病菌）從口入的機會。

一、食物的消化、吸收

　　消化道指的是從口腔，經食道、胃、小腸，到大腸、肛門的這條管子，另外還包括和消化道合作的肝臟、膽囊、胰臟等輔助器官。由於這條管子是密閉的，和身體內部區隔開來，所以營養素需要通過腸壁才能進入血液。簡單地說就是食物必須先被消化、吸收，營養才能被細胞所利用。

　　食物的消化是從進入胃以後才開始。雖然口腔唾液腺所分泌的唾液中含有澱粉酶，可幫忙消化澱粉類食物，但因食物在口腔中停留的時間短，故口腔的主要功能是利用牙齒來切碎食物。胃中雖然有蛋白酶可開始消化蛋白質，但胃的主要功能是分泌胃酸殺菌，並透過蠕動將食物與胃液混合形成細碎的食糜，大部分的食物是從胃後才開始消化的。

　　胃的存在對食物消化非常重要，因為胃的作用讓九成離開胃的食物尺寸會小於 0.025 公分；且胃還可暫時性儲存這些食糜，並透過幽門的管控，將少量的食物慢慢地往下送至小腸，以避免後面消化吸收的負擔過重。

　　食物通過胃後會進入小腸，小腸前端約 12 根手指寬的部分稱為十二指腸，在這裡會有肝臟和胰臟所分泌的酵素加入來幫忙消化。肝臟所分泌的是膽汁，可幫助脂肪的消化，而膽囊就是儲存膽汁的地方，**平常膽囊中的膽汁是處在高度飽和的狀態下，故若常常不吃早餐，讓膽汁無法釋出的話，很容易引起膽結石。**

胰臟可製造包括蛋白質、脂肪、澱粉等多種營養素的消化酵素，協助將食物分解為較小分子的營養素。小腸和胰臟一樣可製造多種酵素，可接替胰臟的工作，進一步將小分子的醣類、蛋白質分解為最小分子的葡萄糖、胺基酸來供給細胞使用。

大部分被分解後的營養素會在小腸穿過腸壁，進入血液循環，送至全身細胞。為了幫助食物的吸收，小腸表面有很多絨毛與微絨毛，這些手指狀突起的絨毛可使小腸表面積增加 600 倍，讓消化液更好和食物混合以幫助食物的消化，也讓消化完的營養素更容易進入血液循環。基本上，**腸道用來消化分解食物的酵素大部分是由胰臟和小腸所合成，所以若小腸或胰臟出了問題，都可能因消化酵素分泌不足而造成消化不良或吸收不良的問題。**

我們所吃的食物，其中的水分和酒精在胃就可被吸收；但大部分的營養素，包括鈣、鎂、鐵、水溶性維生素、脂溶性維生素、蛋白質、脂肪等則是在小腸前半段吸收，小腸後半段主要負責吸收維生素 B12 和膽鹽；大腸則負責吸收水分、氯化鈉（鹽）和鉀等電解質。

二、廢物的排除

小腸無法消化吸收的東西，如膳食纖維、寡糖等會進入大腸，成為眾多細菌的食物。這些食物殘渣被細菌發酵後會產生二氧化碳、甲烷等氣體。其中，纖維和未消化的多醣分子會被細菌發酵，產生短鏈脂肪酸。此外，腸道菌叢也可製造多種人體所需的維生素，包括維生素 K、維生素 B12 等。

在大腸中水分和電解質會被回收，食物殘渣則會由大腸所寄居的微生物（腸道菌叢）發酵分解。食物殘渣會慢慢從糜爛狀變成半固態，再變成固態，最後形成條狀的糞便從肛門排出體外。由於大腸一天只會出現 1～2 次強而有力的收縮波來推動食物殘渣，故從食物殘渣進入大腸到完全代謝並排出體外約需 72 小時。

三、腸道的免疫功能

消化道雖然位於身體內部，但有著大面積的黏膜組織會和外來食物直接接觸，因此腸道裡有人體最大的免疫組織，約占免疫系統七成的腸道相關淋巴組織（GALT）。這裡駐紮著抗原呈現細胞，可偵測外來的抗原、辨別敵我，決定是否該採取攻擊；有免疫球蛋白 A（Immunoglobulin A，縮寫 Ig A）抗體能和病菌結合，避免病菌附著到腸道上皮細胞上面；還有 B 細胞（B 淋巴球）、T 細胞（T 淋巴細胞）、巨噬細胞等免疫士兵可吞噬、殺死細菌、病毒等致病菌。透過腸道的免疫組織能降低我們病從口入的風險。

四、腸道細菌與身體健康

我們消化道裡寄居著大量的細菌，其數目比人體細胞還多，預估約有 500 多種，數目高達百兆以上，這些腸道細菌在免疫與人體健康上扮演著相當重要的角色。大部分的腸道細菌都是住在大腸，越往消化道上端，腸道細菌就越少。在大腸，每公克約有百億到千億的細菌，但到了空腸（小腸靠十二指腸的地方），每公克只剩下數千到數萬的細菌，到了胃和十二指腸，每毫升只剩下數百到數千的細菌。

腸道細菌依對身體健康的好壞可分為「益菌」、「壞菌」及「伺機菌」三種。「益菌」與「壞菌」平日會互相競爭資源、搶奪地盤，彼此是處在水火不容的狀態下；「伺機菌」則是牆頭草，會視環境而轉化為好菌或壞菌。腸道壞菌屬於腐敗菌，故若腸道壞菌過多，將會分解膽固醇、脂肪、蛋白質等物質，產生有毒物質或致癌物。因此補充**益菌對身體的第一個好處就是維持腸道菌叢平衡**，減少腸道致病菌並降低壞菌所**產生毒素、致癌物**。而這也是為什麼益菌可以預防大腸癌的原因。

其次，由於腸道細菌主要寄居在消化道的黏膜層，故益菌也可做為物理屏障，保護腸道黏膜免於致病菌的傷害；部分益菌還能製造一些增強免疫的物質，調節免疫系統，因此**益菌對人體的第二個好處就是增強免疫力**。

再者，由於益菌喜歡非精製醣類（包括纖維）等食物，這類醣類因無法被人體酵素所分解，所以可以安然抵達腸道做為益菌的食物。益菌有了這些養分，就能持續製造乳酸、醋酸等酸性物質使腸道環境維持酸性，**有助腸道蠕動，幫助排便**。

除上述健康效益外，益菌在營養上也扮演很重要的角色。例如益菌可以分解乳糖，所以有乳糖不耐者雖然無法喝牛奶，但卻可以喝優酪乳；而部分維生素 B 和維生素 K 的合成也都是靠益菌的幫忙。

腸道顧好，健康才會好！

一、用好習慣來養好腸！

1. 要吃早餐，飲食以三餐為主、定時定量

如果不吃早餐，會因前一晚的晚餐與隔天的午餐間隔時間過久，導致膽囊中的膽汁無法釋出，使膽汁中的膽固醇過飽和而容易形成膽結石，引起膽囊發炎。另外，若三餐作息不規律，餓過頭或吃得太飽，都會造成消化道生理時鐘的紊亂而不利消化。

2. 細嚼慢嚥，不要邊吃東西邊講話

咀嚼可以將食物變得更細碎，增加表面積讓消化液能更充分地和食物接觸來幫助食物的消化，降低胃腸的負擔。此外食物若咀嚼不夠，會減少胃液的分泌而不利消化。在吃東西時盡量不要邊吃邊聊天，以免太多空氣隨著食物進入消化道而容易引起脹氣。

3. 養成規律排便的好習慣

由於食物在大腸停留相當久的時間，故食物中的有害物質與致癌物很容易造成大腸黏膜的傷害。養成規律的排便習慣可減少有害物或致癌物停留在腸道與腸黏膜的時間，降低對黏膜的傷害並預防大腸癌。

當食物進入胃，胃會送出訊號給大腸引起大腸蠕動，促使糞便往直腸推動，此動作稱為「胃結腸反射」。胃結腸反射最容易發生在空腹時，所以我們每天早上起床、吃完第一餐（早餐）後會是最容易產生便意的時間。有便祕困擾的人可以利用這個生理現象，盡量空出時間，讓早餐飯後有時間去上廁所。

二、均衡飲食，善待你的消化道！

1. 多纖、少油、少加工的均衡飲食

　　蔬果富含纖維，可促進腸道蠕動，並提供腸道益菌所需的能量，維持腸道健康；高脂食物會減少胃液的分泌及胃腸的蠕動，故宜避免高油烹調方式。維生素 B 群則有助維持神經與黏膜的健康。此外，若缺乏維生素 B 群，特別是維生素 B1 時會使胃腸蠕動力降低，而影響排便。故宜減少加工、精製食物的攝取。

2. 避免攝取過多的刺激性食物

　　辣椒、胡椒、荳蔻粉等香料；酸菜、咖啡、茶、酒等會增加胃酸的分泌，因而易造成胃食道逆流。長期下來可能會導致食道、腸胃道的發炎，造成黏膜損傷並增加細胞病變機率。

3. 避免過燙的食物

　　過燙的食物會燙傷腸道黏膜細胞，進而增加食道癌風險。所以食用熱湯、熱飲料等食物時，溫度盡量不要超過 65°C。

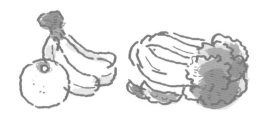

三、運動，讓腸子跟著動起來！

規律的運動有助腸道蠕動幫助排便，所以久坐少動的人多半排便也較不理想；但飯後不宜馬上進行激烈運動，以免影響食物的消化。

四、不要讓壓力成為消化道的負擔！

壓力會導致自律神經失調，進而影響消化機能，情緒也會引起消化道功能失調而導致消化不良；而忙碌現代社會常見的大腸激躁症也被發現與情緒、壓力有關。所以平日宜有適當的舒壓管道，並盡量在良好的氣氛下用餐，包括喜歡的食物、快樂的用餐環境等。

五、處理食物過敏的問題！

如果有食物過敏者，宜做食物過敏原檢測，並避免接觸過敏原而誘發食物過敏，導致腸道發炎；有乳糖不耐症者則宜避免乳糖的攝取，以免導致腹脹、腹痛或腹瀉等消化道問題。

六、讓好菌一起來幫忙！

腸道益菌可保護腸道，避免有害菌發酵產生的有害物質的傷害，另外也在免疫、營養合成與腸道蠕動上扮演重要角色。故平日可多攝取些含益菌的食物，如優酪乳、乳酪、味噌、泡菜等食物；或攝取富含寡糖或纖維等益菌喜歡的食物來養好菌。

腸力飲食與營養補充指南

一、飲食篇

飲食對腸道的影響包括食物組成及飲食習慣兩方面。在食物組成上，因為腸道益菌偏好蔬果與植物性等含纖維量較多的食物，腸道壞菌則剛好相反，偏好肉食與脂肪；所以飲食宜適量攝取肉類，多吃蔬果與全穀類。另外，因為維生素 B 群在黏膜健康、腸道蠕動上也扮演重要角色，所以宜少吃精製加工食物，以確保食物中含有較多的維生素；並少吃醃製、過鹹等鹽分過高的食物。在飲食習慣方面，最重要的是要留意不要吃太燙的食物，避免過多刺激物，並盡量養成細嚼慢嚥與定時定量的好習慣。

表十五：食物挑選建議—腸道健康篇

食物分類	飲食建議	備註
五穀根莖類	最好選擇加工較少的糙米、胚芽米、五穀米或全穀類；或地瓜、南瓜、芋頭等地下根莖類食物。 如因環境缺乏選擇可挑選白米、米粉、麵條等主食，但宜適量攝取。	全穀類或非精製加工澱粉類含較多的維生素 B 群、纖維。
豆魚肉蛋類	蛋、豆製品，新鮮未加工的家禽、家畜瘦肉、魚貝海鮮均可。	消化能力差者可挑選蛋、魚類、家禽等較好消化的肉。
奶類	無特別限制。 對腸道機能較差者，優酪乳、起司等發酵奶製品含益菌會是較好的選擇。	優酪乳宜選擇原味、無糖者以免吃入過多的糖與添加物；乳糖不耐者要留意乳品的攝取。
水果、蔬菜類	以新鮮水果和新鮮蔬菜為主。	
油脂類	無特別限制。若無熱量控制問題，可適量攝取瓜子、花生、開心果、杏仁果等纖維、營養含量較好的堅果類食物。	

二、常見相關營養補充品

營養補充品可用來補飲食營養的不足，或彌補因人在江湖，身不由己的無奈。你可以參考以下表十六的類型欄，視自己的需求來選擇適合自己的營養補充品。

表十六：坊間常見腸道健康相關營養補充品

類型	營養素範例	備註
幫助消化	**消化酵素**：澱粉酵素、乳糖酵素、蛋白質酵素、纖維素酵素、脂肪酵素、木瓜酵素、鳳梨酵素等。	幫助食物分解消化，舒緩脹氣。
促進腸道蠕動，幫助排便	・**營養素類**：膳食纖維、維生素B群（特別是維生素B1）。 ・**其他**：番瀉葉、阿勃勒、大黃、決明子等具輕瀉功能的食物。	
維持腸道黏膜健康	・**維生素類**：維生素B2、菸鹼酸、泛酸和生物素等維生素B群；**維生素A**（或β-胡蘿蔔素） ・**其他**：麩醯胺酸。	維生素B群和維生素A協助維持皮膚及黏膜健康；麩醯胺酸可提供小腸細胞做為能量來源，並幫助細胞修護。
支援腸道免疫	**腸道菌叢類**：乳酸菌、比菲德氏菌等益生菌，果寡糖、木寡糖、菊糖等益菌生。	腸道益菌參與黏膜免疫；益菌生則為益菌食物，有助益菌繁殖。
抗發炎	・**ω-3脂肪酸類**：深海魚油、亞麻仁子油。 ・**植化素**：如芸香甘、槲黃素、薑黃、花青素、丁香酚等類黃酮類。	

5 免疫力

免疫 UP，健康亮起來！

　　免疫力是讓我們能夠免於疫病的能力，從常見的感冒、流感、肺炎、泌尿道感染、食物中毒，到帶狀泡疹、B 型肝炎、SARS、禽流感等新興病毒感染；從近二十年很常見的氣喘、過敏性鼻炎、食物過敏，到乾燥症、紅斑性狼瘡、類風溼性關節炎，及蟬聯十大死因三十幾年的癌症等，這些全都是免疫相關疾病。

　　免疫力對身體健康到底有多重要？基本上，除了先天性的遺傳性疾病，及糖尿病、高血壓、心臟病等心血管疾病外，大部分的常見疾病幾乎都和免疫有關。更別說面對現代常見的細菌抗藥性問題、新興病毒的崛起等都只能依賴我們自身的免疫系統來解決；而讓人聞之色變的癌症也與免疫低下有關。簡單地說，如果想要過著健康好品質的生活，就要先照顧好免疫系統！

檢視你的免疫力

　　我們所居住的環境遭充斥著細菌、病毒、黴菌等各種致病微生物，虎視眈眈地想要入侵人體，而保護我們免於這些病微生物威脅的就是免疫系統。所以擁有良好的免疫力就意味身體健康、不容易生病。那麼，要如何知道自己的免疫力好或不好呢？下面是一些有關免疫力的自我檢測項目，在開始閱讀本章前，不妨先了解一下自己的狀況。（請評估下面的描述句，若符合自己狀況的話，請在句子前面打個勾。）

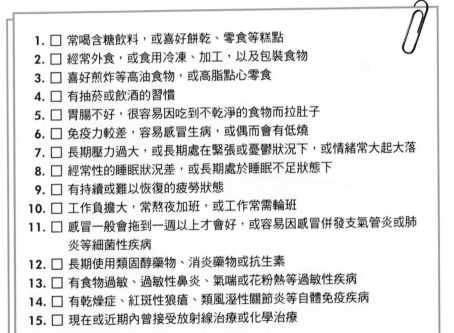

1. ☐ 常喝含糖飲料，或喜好餅乾、零食等糕點
2. ☐ 經常外食，或食用冷凍、加工，以及包裝食物
3. ☐ 喜好煎炸等高油食物，或高脂點心零食
4. ☐ 有抽菸或飲酒的習慣
5. ☐ 胃腸不好，很容易因吃到不乾淨的食物而拉肚子
6. ☐ 免疫力較差，容易感冒生病，或偶而會有低燒
7. ☐ 長期壓力過大，或長期處在緊張或憂鬱狀況下，或情緒常大起大落
8. ☐ 經常性的睡眠狀況差，或長期處於睡眠不足狀態下
9. ☐ 有持續或難以恢復的疲勞狀態
10. ☐ 工作負擔大，常熬夜加班，或工作常需輪班
11. ☐ 感冒一般會拖到一週以上才會好，或容易因感冒併發支氣管炎或肺炎等細菌性疾病
12. ☐ 長期使用類固醇藥物、消炎藥物或抗生素
13. ☐ 有食物過敏、過敏性鼻炎、氣喘或花粉熱等過敏性疾病
14. ☐ 有乾燥症、紅斑性狼瘡、類風溼性關節炎等自體免疫疾病
15. ☐ 現在或近期內曾接受放射線治療或化學治療

結果解析

　　雖然容易感冒生病代表免疫力差，但不常感冒並不代表免疫力就好。當我們免疫力開始走下坡時，身體就會出現症狀，生病只是放上會壓垮駱駝的最後一根稻草所導致的結果。我們應該是在稻草一直往駱駝背上放時就要開始保養預防，而非等到駱駝被壓垮後再來照顧。基本上，上述問題打勾的項目越多，代表身體免疫負擔就越大，宜及早展開免疫力保養計畫。

解析免疫力～免疫系統如何守衛身體健康？

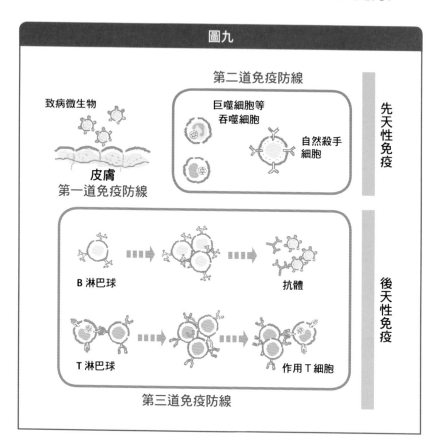

圖解說明

　　身體的第一道免疫防線是皮膚黏膜組織，它們可以把致病微生物阻隔在外，降低我們感染的機會。若敵人打破第一道防線入侵時，身體會派出巨噬細胞、自然殺手細胞等來殺敵，這是身體的第二道免疫防線。一般而言，若致病菌不強的話，約幾個小時就可結束免疫戰役，但若敵人太強的話，則會啟動第三道防線，針對敵人製造專一性的武器「抗體」，並派出更強的免疫戰力來打戰。

免疫系統為什麼對身體很重要？如果把身體比喻為國家的話，免疫系統就好比軍隊系統，負責辨識並殺死入侵的細菌、病毒等致病微生物，讓我們免於感染生病，這是免疫系統的對外功能，也是一般人所認為的免疫力。此外，免疫系統也負有重要的對內功能，包括監視並清除被感染或癌化的細胞，讓我們免於罹患癌症；清除身體衰老、損傷細胞，以維持生理機能的正常運轉。簡單地說，免疫系統好比軍隊和警察的綜合體，對外像軍隊般負責防禦外侮，預防致病微生物的侵襲；對內如同警察般負責維護國內鄰里秩序與安全，清除損傷細胞、預防細胞叛變癌化。而正因免疫系統負責的範圍廣泛且重要，擁有平衡健康的免疫系統即可讓我們免於大部分疾病與健康的威脅，故它也常被稱為「內在醫生」，而免疫力也常被稱為「自癒力」！

那麼我們要如何照顧好如此重要的免疫系統呢？俗話說知己知彼，百戰不殆，在介紹如何保養免疫力前，先讓我們來了解免疫系統是如何透過層層防禦來守護我們身體健康。

一、免疫系統第一道防線：皮膚、體液（分泌物）及黏膜組織

目的：將致病微生物阻隔於身體之外。此道防線強的話，會減少病毒等致病菌入侵（即感染）的機會。

❖ 皮膚防線

若以國家來比喻身體的話，皮膚就好比萬里長城般，提供強而有力的物理屏障，將外來病菌全部阻擋在人體外面，讓我們免於生病。基本上，除非皮膚上有傷口，否則細菌、病毒等致病菌很難從皮膚直接侵入體內。

❖ 黏膜組織及體液（分泌物）

如同城牆有城門供人及貨物來往進出，我們的皮膚防線也有幾道開口，供食物、空氣等進出體內。你或許聽過「七竅出血」這句話，七竅指的就是兩眼、兩個鼻孔、兩個耳朵和嘴，人臉部上這七個孔，另外包括下半身的泌尿道、肛門、陰道等地方都是沒有皮膚覆蓋的地方。在這些沒有「城牆」保護的地方，則是利用另一套防禦措施來保護。如利用纖毛排出異物，透過分泌物來阻礙異物入侵，以及藉由眼淚、腸道消化液等來殺死敵人。事實上，我們平日生活常見的咳嗽或吃壞東西時出現的上吐下瀉症狀，都是身體為了將致病微生物防堵在外所做出的本能反應，屬於身體的保護機制；因此，若確定是吃到不新鮮的食物而導致嘔吐或拉肚子的話，最好不要隨便吃止吐藥或止瀉藥。另外，在黏膜上也駐守著一群免疫細胞，以及身體的友軍「腸道益菌」（想知道更多有關腸道免疫的內容，可參考第四章〈腸力—腸道健康，常保安康！〉）

透過皮膚、分泌物（包括淚液或腸道分泌液）等的保護，免疫系統一般能守穩身體的第一道防線，保護身體免於細菌或病毒等致病微生物的傷害。但在某些時候，例如割傷、燒傷等而導致皮膚、黏膜出現傷口時，致病菌很輕易就可突破第一道防線，長驅直入到身體內部，此時就需要靠第二道免疫防線，也就是動員免疫士兵來幫忙。

二、免疫系統第二道防線：巨噬細胞、中性球和殺手細胞

目的：阻止通過第一道防線的病原菌在體內繁殖、殺死身體細胞。常見的發炎，就是免疫系統正在進行局部作戰的反應。

當第一道免疫防線失守時，細菌或病毒等致病微生物就會入侵身體，到處肆虐並殺傷細胞。受傷的細胞會釋放出求救信號，呼喚巨噬細胞、嗜中性白血球及自然殺手細胞等免疫細胞前來協助殺敵。免疫系統的第二道防線就是巨噬細胞、中性球和殺手細胞等免疫士兵的出場。

在這場戰役中最快趕到受傷部位的是中性白血球。中性白血球平日就像「巡邏兵」一樣，會隨著血液循環巡邏全身，在接受到來自細菌或受傷細胞等的召喚後，會穿過血管壁，迅速抵達發生戰場（感染的部位），吞噬並殺死入侵者避免病情的擴大。由於中性白血球壽命較短，故並非免疫作戰中的主要戰力，它比較像海軍陸戰隊，搶灘後就將工作交給另外的免疫細胞巨噬細胞來主導。巨噬細胞，顧名思義就是很會吃的細胞，它就像軍隊中的「邊防駐守部隊」，平常長期駐守在身體各組織中，當細菌等外來異物入侵時，則會移動前往感染處發動攻擊，是免疫系統的主力士兵。**在這階段由於大量的血液和免疫士兵湧到受傷的第一線，所以會出現所謂的紅、腫、脹、痛，也就是俗稱的發炎症狀。**

基本上，大部分入侵人體的致病微生物，會在中性白血球和巨噬細胞的努力吞噬、殺敵下處理掉，而不會造成身體太大的傷害。當免疫戰爭打完後，身體會進行滅火動作（抗發炎），然後製造新的細胞來遞補，因此若不小心被割到的話，只要傷口乾淨，一般很快會開始癒合並恢復未受傷前的樣子。

三、免疫系統第三道防線：T 淋巴細胞、B 淋巴細胞、抗體

目的：針對敵人發動專一性的攻擊，幫助身體抵抗病原菌的擴散，將敵人驅趕出體外（局部的免疫反應會出現發炎症狀，全身性的免疫反應則會出現發燒症狀）。

如果入侵者過於強悍，無法被巨噬細胞或中性白血球等第一線士兵所制服的話，巨噬細胞和抗原呈現細胞會把敵軍的訊息（抗原）提供給免疫系統的「司令官助手」T 細胞，針對敵人的弱點製造武器並派出更強的免疫細胞，如自然殺手細胞和細胞毒性 T 細胞參戰。首先，助手 T 細胞會依照巨噬細胞所提供的致病菌抗原，讓 B 細胞轉變成能製造抗體的免疫細胞，為入侵的敵人量身訂做合適的武器（即抗體），並配合其他 T 細胞發動全面性的攻擊，不管致病菌跑到哪個部位，都會被通緝與攻擊。

另外，在這個階段還會產生記憶性 T 細胞和 B 細胞，來記住及辨認曾經入侵過人體的致病菌，因此若下次相同的致病菌再度入侵時，身體可以更快地發動比以前更強烈的攻擊，在病菌尚未大量繁殖前就把它們擊垮，這就是一般俗稱的免疫力（得過某疾病後就不容易再得）。**當身體第一次遇到致病菌時，從接觸到產生抗體約須 10 ～ 14 天，但因第三道免疫防線具有「記憶性」的緣故，若第二次接觸到同樣病菌時，免疫系統很快就會反應過來並快速製造出殺敵的抗體，故只需 5 ～ 6 天就可製造出抗體。這也是為什麼免疫好的人感冒只要好好休息、多喝水、多吃營養的東西，不需要看醫生一個星期左右就會好的緣故。**

　　由於免疫系統具備記憶能力，能記住曾經入侵的敵人並產生一定的免疫力，所以幼兒和學齡前兒童雖然常因免疫力弱而容易感冒生病，但到了上小學時，因曾接觸過的致病微生物越來越多，並對其已產生一定的免疫力，所以感冒生病的次數也會越來越少。正也因為適當外來病菌的刺激能訓練免疫系統，有助免疫力的養成，所以孩子小的時候最好讓他們常常到戶外接觸大自然，透過適當地接觸空氣與環境中微量的微生物，來培養其免疫力。許多家長因擔心孩子抵抗力不好，而過度使用無菌或抗菌物品，這種行為反而不利兒童免疫的發展喔！

　　在免疫系統和外來致病微生物的戰役中，如果最後勝出的是免疫系統，在戰爭邁入尾聲時免疫系統就會開始收尾。例如停止 T 細胞及 B 細胞的活化，避免因免疫反應過度而城門失火殃及池魚，誤傷到自身細胞；並在戰役結束後會進行戰場的清除，藉由巨噬細胞和自然殺手細胞來清除死亡的細胞碎片、外來微生物的抗原、殺死並清除被病菌感染的細胞；最後則是進入修護階段，身體會合成新的細胞取代死亡損傷的細胞。但若戰役打的不順利的話，就會進入持久戰導致慢性發炎，讓病情拖久遲遲無法治癒，造成身體組織損傷、影響身體機能，嚴重的話甚至可能導致死亡。

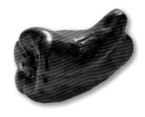

培養免疫力遠離疾病的威脅

　　當感冒生病看醫生時，醫生除了開「止咳、退燒、抗鼻塞或流鼻涕」等感冒的症狀藥外，還會叮嚀你多休息、多喝水、多吃營養的食物。事實上，感冒會不會好，主要看你有沒有依照醫生的叮嚀好好休養，因為感冒是病毒感染所引起，病毒性疾病不像細菌性疾病般，有抗生素這個特效藥，而是靠充裕的營養支援讓身體順利產生抗體，對抗疾病。

一、勤洗手將致病菌防堵於身體外面！

　　每到流感好發季節，很多人出門在外會預防性地戴口罩，但實際上這並非有效的方法，因為預防細菌以及病毒性疾病最好的方法是勤洗手，而非罩住口鼻。根據維吉尼州大學的一項研究發現，感冒病人的手接觸門把後病菌就會留在門把上，而下一個碰到門把的人將會有 90% 機會感染到病菌；即便過了 48 小時，留在門把上的病菌仍有 50% 的傳染機會。所以預防流感的最好方法是勤洗手，以免讓手因為沾到致病菌，間接摸到眼睛、嘴巴等黏膜而引起感染！

　　若有感冒等呼吸道疾病而想咳嗽時，最好的處理方法也不是拿手帕或衛生紙掩口咳嗽，而是採取「吸血鬼式打噴嚏」法（圖十），也就是學學電影中吸血鬼出場亮相時，會抬起手肘遮掩口鼻、半遮住面孔的姿勢。簡單地說，就是在想打噴嚏時抬起手肘掩住口鼻。因為你不會用手肘去碰觸東西，而一般人也不會碰觸你的手肘，故這樣的習慣將有助預防病菌的擴散。

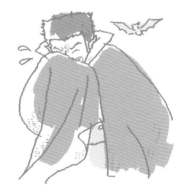

圖十：吸血鬼式打噴嚏法

二、用良好的生活作息來支援免疫作戰！

1. 充裕的睡眠、多休息

多休息，充足的睡眠有助於免疫系統的修護。睡眠不足時會使 T 細胞與巨噬細胞的數目下降，因而降低身體的免疫力。

2. 養成「適度」運動的好習慣

運動可以增強 T 細胞、B 細胞及自然殺手細胞活性。每天只要運動 30 ～ 45 分鐘，每週 5 天，持續 12 週就有助強化免疫系統的戰力。但不要過度激烈運動，因為劇烈運動時會讓身體產生較多自由基與壓力荷爾蒙，而對免疫系統造成傷害或抑制作用。

3. 維持好心情、舒緩壓力

壓力會促使糖皮質素的分泌而減少白血球的數目，並抑制白介素及干擾素等細胞激素的分泌，使得白血球對感染的反應降低，讓我們容易感染疾病。

三、藉由營養的支援來提升身體戰力！

「三軍未動，糧草先行」免疫系統在和致病微生物作戰時也是一樣，所以當感冒、生病或感染時，特別要注意飲食的均衡營養與健康，多吃一些有助提升免疫力的食物，並少吃會削弱免疫力的食物。

1. 多吃蔬果、均衡飲食

蔬果富含 β 胡蘿蔔素、維生素 C 及植化素等具抗氧化或抗發炎、或能提升免疫力的成分，可保護免疫細胞免於自由基與發炎的傷害、提升免疫系統戰力。均衡飲食則可提供身體所需營養，如維生素 A、C、E、鋅、硒、銅、鐵等來維持免疫系統的健康並支援免疫作戰。

2. 多吃深海多脂魚

深海魚所含的 ω-3 脂肪酸在體內可代謝成具抗發炎作用的二十碳烯酸，保護細胞免於發炎所造成的損傷。

3. 少吃油煎、油炸等高脂食物

吃太多脂肪會抑制免疫系統功能，研究發現，若能將每天的脂肪攝取量從 32%降低到 23%，可以讓自然殺手細胞的活性增加 48%。

4. 少吃精製糖、甜食或含糖飲料

一次攝取 100 公克的糖（不管是砂糖、果糖或是蜂蜜，甚至果汁）會使白血球活動力降低 50%，糖類的免疫抑制作用開始於攝取後的 30 分鐘內，並延續五個小時。

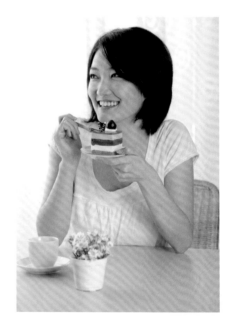

5. 少碰菸、酒、咖啡因飲料

香菸中的化學物質會影響免疫系統的辨識能力，並降低免疫細胞的活動力；酒精會抑制製造抗體的 B 細胞，而長期酗酒還可能因營養不良或增加營養素的消耗，而降低抵抗力；咖啡因則會抑制免疫細胞的繁殖，而降低抗體的產生能力，因此，在生病或感染時最好儘量不要食用上述物品。

免疫力飲食與營養補充指南

一、飲食篇

　　軍隊打戰需要糧草，身體免疫系統作戰時也需要大量營養的支援，若營養沒能跟得上將影響免疫系統的戰力。想透過飲食營養來提升免疫系統戰力，首先是攝取有助身體第一道防線皮膚黏膜（城牆）健康所需的營養；其次，則是支援免疫士兵打戰所需的營養。簡單地說就是多吃營養的食物來支援免疫系統和致病微生物的戰役。**免疫系統打戰所需的營養支援包括充足的熱量、優質蛋白質，抗氧化和抗發炎營養素，以及有助提升免疫士兵戰力的營養素。**

表十七：食物挑選建議─免疫篇

食物分類	飲食建議	備註
五穀根莖類	最好選擇加工較少的糙米、胚芽米、五穀米或全穀類；或地瓜、南瓜、芋頭等地下根莖類食物。 如因環境缺乏選擇可挑選白米、米粉、麵條等主食，但宜適量攝取。	提供免疫細胞作戰過程所需熱量，及維生素 B 群等其他營養素。
豆魚肉蛋類	蛋、豆製品，新鮮未加工的家禽、家畜瘦肉、魚貝海鮮均可。 當有發炎、發燒或感染時，富含 ω-3 脂肪酸的魚貝海鮮會是更好的選擇。	提供身體建構新細胞所需的蛋白質建材，以及礦物質或 ω-3 脂肪酸。
奶類	無特別限制。	牛奶最好以原味為主，優酪乳以原味、無糖為優。
水果、蔬菜類	以新鮮水果和新鮮蔬菜為主，可多攝取深色（黃、橙、紅、紫）的蔬果。 不要吃蔬果乾、果汁或蜜餞。	蔬果可提供維生素 C、植化素等營養素，具有抗氧化、抗發炎、提升免疫細胞戰力的功能。
油脂類	無特別限制。	過多油脂會抑制免疫力，故生病感染時飲食宜以清淡為主。

二、營養補充指南

營養補充品可用來補飲食營養的不足,或彌補因人在江湖,身不由己的無奈。你可以參考下表中類型欄,視自己的需求來選擇適合自己的營養補充品。

表十八:坊間常見免疫相關營養補充品

類型	營養素範例	備註
強化第一道免疫防線	• **腸道菌叢類**:乳酸菌、比菲德氏菌等益生菌,果寡糖、木寡糖、菊糖等益菌生。 • **維生素類**:維生素A(或β-胡蘿蔔素)、維生素B2、菸鹼酸、泛酸和生物素等維生素B群。	腸道益菌參與黏膜免疫;維生素A和維生素B群有助維持上皮及黏膜細胞的健康,將致病菌阻隔在第一道防線外。
抗氧化	• **維生素類**:維生素E、維生素C、β-胡蘿蔔素等。 • **礦物質類**:硒、鋅、銅、錳等。 • **植化素**:葉黃素、茄紅素、β-胡蘿蔔素等類胡蘿蔔素;吲哚、異硫氰酸鹽、蘿蔔硫素等有機硫化物;多酚、兒茶素、花青素等類黃酮類;鞣花酸、綠原酸等酚酸類。	由於免疫細胞會製造自由基來殺敵,並在作戰過程中誤傷身體細胞,而抗氧化營養素能中和自由基,保護細胞免於自由基的傷害。
抗發炎	• **ω-3脂肪酸類**:深海魚油、亞麻仁子油。 • **植化素**:如芸香甘、槲黃素、薑黃、花青素、丁香酚等類黃酮類。	自由基傷害會導致發炎;另外,免疫作戰也會引發發炎反應,抗發炎營養素可保護細胞免於發炎的傷害。
提升免疫力	• **維生素類**:維生素E、維生素A、維生素D、維生素C。 • **免疫多醣體類**:如靈芝、冬蟲夏草、諾麗果、蘆薈、褐藻醣膠、米蕈、葡聚醣等。 • **其他**:牛初乳、免疫蛋粉、免疫牛奶。	透過提升免疫細胞戰力,或提升免疫系統製造抗體、補體、干擾素等對抗病微生物武器的能力來支援免疫力。
細胞建材	大豆蛋白、乳清蛋白等優質蛋白質。	蛋白質是構成抗體、免疫細胞的建材。

6 循環力
血管順暢，
讓生活更有品質！

　　若將所有血管接成一條，成人的血管總長約 10 萬公里，長度可繞地球 2 周半，我們的心臟平均每天跳動約 10 萬次，共打出 7,570 公升血液，經由血管將氧氣與養分送至全身 40 兆細胞，提供細胞所需營養。若此運輸網路系統出了問題，例如心臟的幫浦功能不佳，或部分血管管道阻塞不通、破裂的話，均可能影響氧氣和養分的運送，讓細胞因缺氧而影響其生理功能，嚴重者甚至會導致細胞死亡。

　　心血管健康對我們的重要性，從國人十大死因裡就可看出來。在每年的十大死因裡，半數都和心血管健康有關，包括心臟病、腦血管疾病（即中風）、糖尿病、高血壓等，其總致死人數甚至超過癌症。此外，近幾年常見的青壯年猝死案例多數也和三高或原本心血管就不健康有關。總結來說，若想活得久並活出健康有品質的生活，就一定不能疏忽循環系統，也就是心血管健康的保養。

檢視你的循環力

心血管疾病並非老年人的專利，根據調查發現 40 歲以上民眾有 43.7%血管年齡偏高；而近年來頻傳的青壯年猝死事件，更說明了心血管健康對青壯年的重要。下面提供一些檢測項目，協助你對自己的心血管健康狀況有概括的了解（請評估下面描述句，在符合自己狀況的句子前打勾）。

1. ☐ 腹部脂肪比較多：男性腰圍超過 90 公分，女性腰圍超過 80 公分
2. ☐ 血壓偏高：收縮壓大於 130mmHg，舒張壓大於 85mmHg；或有高血壓
3. ☐ 血糖偏高：空腹血糖超過 100mg／dl；或有糖尿病
4. ☐ 好膽固醇（HDL）太低：男性低於 40mg／dl，女性低於 50mg／dl
5. ☐ 血脂異常：三酸甘油酯超過 150mg／dl
6. ☐ 血中同半胱胺酸指數 >12.4μmol／l
7. ☐ 喜歡重鹹、重甜等口味重的食物
8. ☐ 常吃油煎、油炸食物
9. ☐ 喜歡肉食，不愛吃蔬菜水果
10. ☐ 喜歡吃麵包、餅乾、中西式糕點等點心零食
11. ☐ 常喝汽水、果汁、蔬果汁、茶飲等含糖飲料
12. ☐ 對生活不滿足，長期不快樂；或情緒較悲觀、負面；或近半年內有較大壓力（如換工作、生活忙碌或學業／工作壓力增加、有人際關係或社交生活壓力、親人去世等）
13. ☐ 家族中有心血管疾病的相關遺傳，如父親或其兄弟 55 歲前罹患冠心病，或母親或其姊妹 65 歲前罹患冠心病。
14. ☐ 男性年齡≧ 45 歲；女性≧ 55 歲，或過早停經且沒有接受荷爾蒙取代療法
15. ☐ 抽菸或飲酒過量，或有嚼食檳榔的習慣

結果解析

上述項目勾選的越多，代表你未來罹患心血管相關疾病的風險越高；或日後產生併發症的機率越大。由於罹患心血管疾病會隨著年齡增長而增加，並對生活品質影響很大，所以若晚年若想要擁有良好的生活品質，一定要盡早保養自己的循環力。

解析循環力～如何從根本來預防心血管問題

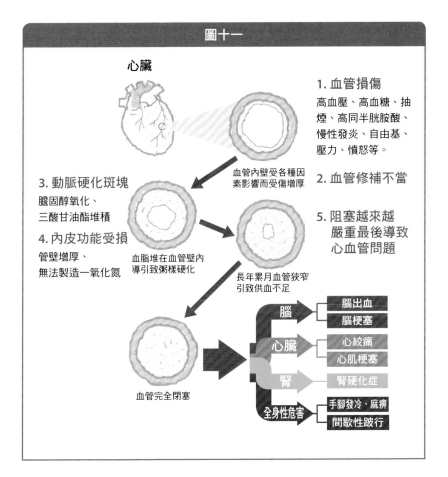

圖十一

心臟

1. 血管損傷
高血壓、高血糖、抽煙、高同半胱胺酸、慢性發炎、自由基、壓力、憤怒等。

血管內壁受各種因素影響而受傷增厚

2. 血管修補不當

3. 動脈硬化斑塊
膽固醇氧化、
三酸甘油酯堆積

4. 內皮功能受損
管壁增厚、
無法製造一氧化氮

血脂堆在血管壁內
導引致粥樣硬化

5. 阻塞越來越嚴重最後導致心血管問題

長年累月血管狹窄
引致供血不足

血管完全閉塞

腦　腦出血／腦梗塞
心臟　心絞痛／心肌梗塞
腎　腎硬化症
全身性危害　手腳發冷、麻痺／間歇性跛行

圖解說明

　　血管阻塞若出現在腦會導致中風、出現在心臟會引發心臟病，所以很多人在預防心血管疾病時會專注在降膽固醇或降血脂上，但忽略了血管阻塞是結果，而非原因。心血管問題的根本原因是出在血管損傷，所以想要預防心血管疾病，最根本的方法是從預防血管損傷做起。

　　為什麼已經有過中風的人，可能會有第二次、第三次的中風？為什麼心臟病做了一次支架後，可能會再裝第二支、第三支，或更多血管支架？這是因為在面對心血管問題時，大多數人都只注意到要處理膽固醇、血脂等血管阻塞問題，而沒有思考過為什麼會有膽固醇、血脂堆積的問題。血管阻塞就好像土石流的根本問題是水土保持不良，也就是血管損傷，如果想要解決或預防心血管問題再次發作，就要從根本的預防做起。現在就讓我們來了解為何好好的血管會演變成阻塞、不通。

一、血管出現損傷

　　導致血管損傷的原因有很多，包括自由基帶來的氧化傷害、血管發炎、高同半胱胺酸血症、糖尿病、高血壓，及抽菸、壓力、憤怒等，這些因素都可能造成血管內皮損傷，進而影響血管內皮功能。

二、損傷的血管無法被正確修補

　　人體細胞與細胞間填充著大量的「細胞間質」，以膠原蛋白為主要架構，將細胞與細胞連結在一起。而膠原蛋白的合成需要維生素 C 的協助，故維生素 C 在組織修護、傷口癒合上扮演相當重要角色，並有「人體膠水」的暱稱。

　　若缺乏維生素 C，會影響細胞與細胞間的連結，導致血管壁脆弱容易破裂，進而出現壞血症的症狀；由於人體缺乏酵素而無法自體合成維生素 C，故需要仰賴食物的攝取。對其他組織來說，雖然缺乏維生素 C 會影響傷口癒合，但傷口癒合差一點對人體並不會有什麼大問題，但若損傷出現在血管上，則會因遲遲無法修補而致命。所以當缺乏維生素 C 時，身體會改使用具有黏性的脂蛋白（a）來進行修補，但由於脂蛋白（a）會促進凝血，增加血栓形成，進而有了心血管疾病的風險。

三、血脂堆積形成硬化斑塊

若飲食攝取過量的膽固醇、三酸甘油酯，這些血脂肪可能會堆積在血管壁而造成血管阻塞。膽固醇是身體用來合成性荷爾蒙、壓力荷爾蒙、維生素 D 等的重要材料，但血中膽固醇若過高時容易堆積在血管壁內層，引起局部發炎並吸引巨噬細胞吞噬清除。巨噬細胞在吞噬過多膽固醇後會死亡變成泡沫細胞，進而吸附更多的血脂質形成纖維斑塊（即所謂的動脈粥狀硬化斑塊）；而血脂的持續堆積會使斑塊越來越大，進而使血管管腔變窄，影響血流。

四、內皮功能受損，血管阻塞而引發疾病

動脈粥狀硬化斑塊越長越大後會破壞血管內壁，干擾血管內皮細胞功能，進而影響一氧化氮的製造，使血管無法適當地放鬆。

血管內皮細胞指的是分布在血管管壁內側的單層細胞，作為血液和血管壁的接觸面，內皮細胞能分泌所謂的內皮舒張因子（EDRF），也就是一氧化氮來讓血管舒張。基本上，身體可以利用精胺酸在一氧化氮合成酶的協助下合成一氧化氮，但糖尿病、高血脂等疾病，不良飲食，抽菸、少動多坐等不良習慣，以及年齡增長等因素會影響一氧化氮合成酶合成活性，導致一氧化氮的合成隨年齡增長而降低，而影響血管的舒張。

若血管無法適當地舒張，而血管內徑又越來越窄的話，會導致血流量大幅減少，讓細胞無法獲得充裕的氧氣和養分；當阻塞過於嚴重時，則會使器官出現缺血性症狀。血管阻塞、缺血，若發生在心臟即為心絞痛或心肌梗塞；發生在大腦則是中風；發生在腿部則稱為間歇性跛行，也就是大家耳熟能詳的廣告中所講到的，「火災時阿伯沒有跑，有人問阿伯你為什麼不跑，阿伯說腳麻要怎麼跑……」。

總結來說，心血管疾病起因於血管損傷→身體修補不當而導致血脂堆積→血脂不斷堆積→血管內壁因脂肪堆積變狹窄→血管內徑變窄小導致供血不足→引發各種心血管疾病。而由於即使血管阻塞一半以上，還是有部分血液可供應器官使用，所以心血管疾病早期不會有症狀。

以供應心臟本身氧氣及養份的冠狀動脈為例，一般要阻塞到70％以上才可能出現症狀；但即使血管狹窄到80％，若沒有做像運動或憤怒等會增加耗氧量的事時，因仍有足夠氧氣可供應心臟，所以也不會有明顯異狀。這也是為什麼我們會聽說「某老人家因情緒過激而導致心臟病發作」，或「某年輕人在過度工作負荷後導致猝死」的原因；所以預防心血管疾病最好的方法，就是藉由定期健康檢查來了解自己的心血管狀況，並透過飲食與生活作息的調整，從根本來保養心血管健康。

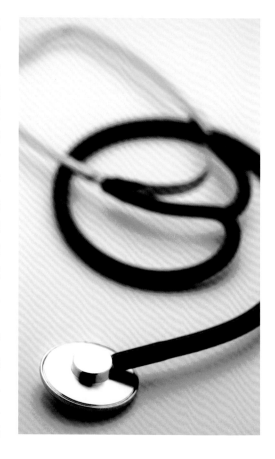

心血管健康完全指南

一、用健康飲食來守護血管健康！

1. 多吃蔬果

　　蔬果是食物中主要的維生素 C 來源，維生素 C 不僅可以修補血管，維持血管彈性，還具有抗氧化作用。另外，蔬果也富含具抗氧化作用的植化素，部分植化素如芸香甘、檞黃素、薑黃等還具有抗發炎功能，可保護並預防血管損傷。而蔬果中所含的硝酸鹽和亞硝酸鹽可在口腔共生菌及胃酸的幫助下，轉換為一氧化氮讓血管舒張。

2. 熱量攝取得宜、均衡健康的飲食

　　高熱量飲食、不當飲食（如過多的精製加工食物、高脂高肉類的攝取）除了會影響一氧化氮的合成外，還會帶來過多的飽和脂肪、反式脂肪、膽固醇、鹽分等，加重心血管的負擔。

3. 有三高健康問題者，宜做好飲食控制

　　已有血糖、血壓、血脂偏高問題者，平日宜留意食物中含醣類食物、含鹽過高食物、高脂食物的攝取，控制好三高指數以避免加重血管損傷，並加速血脂的堆積。

二、避免不當生活習慣損傷血管！

久坐不動、抽菸、壓力與負面情緒等生活習慣會影響一氧化氮合成酶，進而導致一氧化氮合成的降低，其中抽菸還會產生多種自由基，造成血管的氧化壓力，故抽菸者宜戒菸，或盡量減少香菸數量。另外，憤怒等負面情緒、壓力等不僅會使血壓上升，也會產生自由基傷害健康，故自我要求高或長期處在壓力狀態下者，宜建立紓壓管道或學習情緒調適方法，並盡量讓自己維持愉快的心情。

三、控制好慢性病、定期健康檢查！

1. 控制好三高疾病

血糖和血壓過高會導致血管內皮損傷，進而影響內皮舒張血管的功能。故有高血壓或糖尿病者，宜將血壓和血糖控制在標準範圍內，以避免過高的血糖和血壓對血管造成損傷。此外還可避免因高血壓或高血糖引發的各種血管相關併發症。

2. 定期健康檢查

由於三高和心血管疾病並不會有明顯症狀，故平日宜養成定期健康檢查的習慣，以便能隨時掌握自己的心血管健康狀況。除血壓外，血液常規應該將飯前血糖、飯後血糖、三酸甘油酯、HDL、LDL 和總膽固醇指數等列入檢查項目。而若自身為心血管疾病高危險群，或已有心血管相關疾病者，宜加檢心臟相關檢查，及同半胱胺酸和 C 反應蛋白等血管發炎指數。因為同半胱胺酸濃度過高會破壞動脈內皮層，導致血管硬化，進而增加心血管疾病的風險；對已有心血管疾病者，此指數過高還會增加死亡率。

循環力飲食與營養補充指南

一、飲食篇

飲食在血管健康上扮演重要角色，不良飲食和高溫油炸等不良烹調習慣有害心血管健康；健康、均衡的飲食因可提供某些特定營養素，而有助抗氧化、抗發炎，並幫助血管修護、促進一氧化氮產生等，在血管健康上扮演多重守護的角色。另外，飲食也在糖尿病、高血壓、高血脂等心血管健康相關疾病上扮演重要的角色，所以，選對食物對心血管健康的保養是非常重要的。

基本上，地中海型飲食（大量水果蔬菜、豆類、天然穀物、魚類、起司等乳製品、橄欖油和紅酒）較有益心血管健康；而西式飲食（大量肉類、加工穀類與澱粉類食物；炸薯條、牛排、漢堡、餅乾、零食、汽水、可樂；以及高油、高鹽、高糖的飲食習慣）則易危害心血管健康。所以若想維持心血管健康，最好盡量偏向地中海的飲食型態。

MEMO 🖊

表十九：食物挑選建議—心血管健康篇

食物分類	飲食建議	備註
五穀根莖類	盡量以胚芽米、五穀米等全穀類食物、地下根莖類食物等營養保留較多、加工較少的主食為主。 如因環境缺乏選擇可挑選白米、米粉、麵條等主食，但宜適量攝取，且最好搭配肉類和菜一起吃。	加工澱粉類食物一般會有較多的鹽分、糖、脂肪和澱粉，故最好少吃。另外，有血糖問題者更要留意含醣食物的攝取（包括水果和餅乾、零食等）。
豆魚肉蛋類	蛋、豆製品，新鮮未加工的家禽、家畜瘦肉、魚貝海鮮均可。	因膽固醇與脂肪氧化會危害心血管健康，所以宜盡量避免油煎、油炸等高溫烹調方法。另外，有血脂過高問題者宜盡量少吃脂肪、膽固醇含量高的食物。
奶類	無特別限制。	牛奶最好以原味為主，優酪乳以原味、無糖為優。
水果、蔬菜類	以新鮮水果和新鮮蔬菜為主，可多攝取深色（黃、橙、紅、紫）的蔬果。 不要選擇醃漬蔬果、蔬果乾或蜜餞。	蔬果富含維生素 C 等抗氧化營養素，具抗氧化、抗發炎功能的植化素，並能提供硝酸鹽和亞硝酸鹽來幫助一氧化氮的產生。故宜每日攝取 5～9 份蔬果。另外，由於水果富含醣，所以有血糖問題者需要留意水果的攝取量。
油脂類	盡量以植物油為主，少用富含飽和脂肪的油脂（如豬油、牛油、椰子油）。 可多攝取富含 ω-3 脂肪酸的油脂，例如亞麻仁油、核桃等。	減少飽和脂肪及反式脂肪酸的攝取。

二、營養補充指南

　　營養補充品可用來補飲食營養的不足，或彌補因人在江湖，身不由己的無奈。你可以參考以下表二十的類型欄，視自己的需求來選擇適合自己的營養補充品。

表二十：坊間常見心血管健康相關營養補充品

類型	營養素範例	備註
抗發炎	• **維生素類**：維生素 B6、B12 和葉酸 • **ω-3 脂肪酸類**：深海魚油、亞麻仁子油。 • **植化素**：如芸香甘、槲黃素、薑黃、花青素、丁香酚等類黃酮類。	葉酸、B6、B12 可降低同半胱胺酸；ω-3 脂肪酸和抗發炎植化素可保護血管，避免血管損傷。
抗氧化	• **維生素類**：維生素 E、維生素 C、β-胡蘿蔔素等。 • **礦物質類**：硒、鋅、銅、錳等。 • **植化素**：葉黃素、茄紅素、β-胡蘿蔔素等類胡蘿蔔素；吲哚、異硫氰酸鹽、蘿蔔硫素等有機硫化物；多酚、兒茶素、花青素等類黃酮類；鞣花酸、綠原酸等酚酸類。	抗氧化劑能中和自由基，保護血管內皮細胞免於自由基的傷害。
血管修護	• 維生素 C。	幫助組織修護、傷口癒合。
抗阻塞 降低膽固醇及 三酸甘油酯	• **ω-3 脂肪酸類**：深海魚油、亞麻仁子油。 • **其他**：紅麴、水溶性纖維、植物固醇、甘蔗原素。	ω-3 脂肪酸可降低三酸甘油酯；紅麴、水溶性纖維、植物固醇、甘蔗原素等則可降低膽固醇。
抗凝血	• **ω-3 脂肪酸類**：深海魚油、亞麻仁子油。 • **其他**：納豆激酶、銀杏、大蒜萃取物。	
血管舒張	精胺酸、硝酸鹽 & 亞硝酸鹽補充品（諾麗萃取物、紅甜菜根等）。	精胺酸在一氧化氮合成酶的幫助下可轉化為一氧化氮；硝酸鹽及亞硝酸鹽在口腔共生菌和胃酸的幫助下可轉化為一氧化氮，使血管舒張。
強化心臟機能	CoQ10、牛磺酸。	

7 防癌力

遠離癌症威脅，
讓生命不打折！

　　癌症已蟬聯臺灣十大死因榜首三十多年，在臺灣，每 5 分 6 秒就有一人罹患癌症。很多名人如鳳飛飛、梅蘭芳、楊德昌、陳定南、賈伯斯等都是倒於癌症之下。根據統計，國人因癌症而損失 13.5 年的平均壽命。然而，癌症最恐怖的地方並不在於它會影響壽命，也不在於化療或放療的辛苦與對生活品質造成嚴重的影響，而是在於防不勝防以及用盡方法都不能保證可延續生命。

　　相信大家都曾看過或聽過「某人每年都定期做健康檢查，指數一切都正常，但卻突然發現罹患癌症」，或聽曾聽過「某人罹患癌症後經過開刀、放療與化療，原本好好的，但又突然聽說癌細胞轉移到其他部位」等之類的狀況。面對這個會讓生命打折、會嚴重影響生活品質，也是超級燒錢的疾病，到底該如何預防？本章將帶你了解癌症到底是如何形成的，以及如何提升防癌力，讓自己和家人遠離恐怖癌症的威脅。

檢視你的防癌力

　　癌症最大的難題在於治療不易，因為大多數時候，當癌症被發現時都已太晚，但癌症預防卻不是太難的事，因為大部分的癌症都是由不當飲食與生活習慣所導致的。在正式進入防癌力單元前，不妨先做點簡單測試，了解一下自己現有的飲食和生活習慣，知道自己和癌症的距離有多遠。（請評估下面的描述句，若符合自己狀況的話，請在句子前面打個勾。）

1. ☐ 體重「過重」，BMI 指數超過 25

說明：BMI 指數 25 的算法，將（身高 × 身高 ×25）／ 10,000。以 160 公分為例，（160×160×25）／ 10,000 ＝ 64，故 160 公分者若體重超過 64 公斤，此項即需打勾

2. ☐ 每天蔬菜和水果的攝取量少於 5 份

說明：柳丁大小的水果一顆為一份，葡萄柚大小的水果為兩份；煮熟的蔬菜半碗為一份。

3. ☐ 喜歡吃重甜、重鹹、重油等口味重的食物；或醃製食物

4. ☐ 喜歡五花肉、培根等高脂食物；或常吃油煎、油炸食物

5. ☐ 較常吃豬肉、牛肉、羊肉等紅肉，較少吃家禽或魚貝海鮮類

6. ☐ 愛吃餅乾、零食等甜食；或常喝汽水、含糖飲料

7. ☐ 喜歡吃燙的食物；或喝燙的飲料、湯

8. ☐ 有抽菸的習慣；或常處在二手菸的環境下

9. ☐ 每天喝超過 2 單位的酒；或每週會有一次以上大量飲酒

說明：1 單位酒 ＝ 10 公克純酒精 ＝ 1 瓶 350cc 罐裝啤酒 ＝ 1 ／ 4 瓶保力達 ＝ 1 ／ 8 瓶葡萄酒、紅酒、紹興酒 ＝ 30cc 威士忌、白蘭地

10. ☐ 出門多半坐車、開車且平日沒有運動的習慣；或每天運動時間小於 30 分鐘

11. ☐ 在豔陽高照的天氣下外出時沒有特別做防曬措施

12. ☐ 為女性，且接受停經後的荷爾蒙療法 5 年以上；或未曾懷孕過，或生產後未曾哺餵母乳

13. ☐ 居住環境或平日生活／工作環境中，會暴露在致癌化學物質

14. ☐ 有感染 B 肝、C 肝或人類乳突病毒（HPV）

15. ☐ 免疫力差，常感冒生病，或生病後須較長時間才能康復；或有過敏性疾病或自體免疫疾病

16. ☐ 家族有癌症病史

結果解析

　　上述問題中，你打勾的項目越多，代表身體內出現癌細胞的機會就越大，有必要開始培養自己的防癌力。而根據美國癌症研究協會（AICR）的資料顯示，只要透過適當運動、管理好體重並吃得健康一點，就可預防 1／3 的常見癌症，而若加上戒菸、避免陽光中紫外線的傷害，則將可預防半數以上的癌症。本章要教你如何透過健康的飲食與生活習慣來防癌！

解析癌症～正常細胞是如何演變成癌症的？

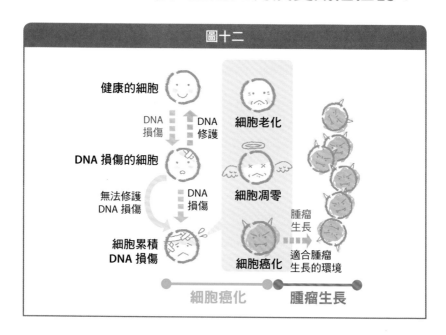

圖解說明

　　癌細胞其實來自身體正常細胞的叛變。癌症的發生在於細胞 DNA 受到自由基、致癌物等傷害而導致 DNA 的損傷，若損傷不嚴重，身體會自行修護，但若損傷過於嚴重或損傷累積太多的話，就可能會被免疫系統清除，或變成癌化細胞。癌化細胞繼續不斷生長就會形成巨大的惡性腫瘤，最後被儀器所檢測出來。

　　所謂的癌症，指的是人類身上超過 100 種以上的疾病，這些疾病的共同特色就是細胞不正常增生。我們身體由約 40 兆個細胞所組成，每個細胞有一定的壽命，壽命到了就會死亡（即凋亡，也就是細胞啟動自殺程序而死亡）。細胞死亡後會由巨噬細胞等吞噬細胞來吞噬與清除，另一方面，身體會依據細胞上的 DNA 密碼，製造出一樣的新細胞來取代，透過上述機制讓身體得以維持各式複雜的人體生理機能。而若細胞在該死去的時候沒有死掉，反而不受控制而持續增生時，良性的我們就稱為**瘤（良性腫瘤）**，惡性則稱為**癌（惡性腫瘤）**。所以，癌症其實是來自身體正常細胞的叛變，因此如果能了解正常細胞在什麼狀況下會癌變，以及如何從一個肉眼看不見的細胞，長成肉眼看得見可以手術切除的巨大腫瘤，將有助於我們從根本來對抗癌症。

一、細胞 DNA 損傷而癌化

　　DNA 位於細胞核的染色體中，裡面存放著遺傳密碼，當舊細胞死亡，身體要合成新的細胞時，DNA 就會被打開，身體會依照上面鹼基的排列次序（即編碼）來製造蛋白質，所以當 DNA 因損傷而出錯時，可能因編碼出錯而使身體製造出錯誤的蛋白質，或可能使正常細胞變成癌化細胞。

　　導致 DNA 損傷的原因有很多，外在因素有紫外線、X 光、自由基，以及各種化學致癌物等；內在因素則包括身體對 DNA 進行操作時所出現的錯誤，如在 DNA 去嘌呤、去嘧啶、脫胺基、甲基化等過程出了問題；或因發炎及氧化過程所產生的自由基傷害等。DNA 的損傷有可能被身體所修護，但若損傷過於嚴重無法修護的話，可能會導致細胞老化、死亡，或讓正常細胞變成癌化細胞。由於 DNA 損傷會隨著年齡增加而累積，再加上年紀大免疫機能也會下降，所以一般年紀越大的人，罹患癌症的風險就會越高。

二、癌初始細胞演變成惡性腫瘤

即使正常細胞被癌化而轉變為癌初始細胞，但要演變成一個讓人聞之色變、會危及我們生命的惡性腫瘤，尚需累積數種基因變化，例如致癌基因的活化或抑癌基因失去功能，而這個過程約需十幾年的時間。且在整個癌症的發展過程中，癌細胞還要能躲過免疫細胞的追殺，並面臨因生長過快而導致缺氧、缺營養等生死存活的挑戰。因此，在這十多年的時間內，我們有很多機會來殺死或抑制體內癌細胞的生長。

癌細胞所喜歡的生長環境和人體正常細胞有所不同，舉例，正常細胞在氧氣充足時會利用醣類、蛋白質、脂肪來代謝，在粒線體經由檸檬酸循環而獲得大量的 ATP 做為能量；只有在缺氧時因檸檬酸循環無法進行，而改用葡萄糖進行糖解作用，產生少量的 ATP 能量來應急。但癌細胞特別偏好藉由糖解作用來產生能量，即便在有氧的環境下也會進行糖解代謝。目前的研究發現癌細胞除偏好使用糖解作用來產生能量外，還喜好低氧、酸性、發炎與充滿自由基的環境，在這樣的環境下會更有利腫瘤的生長、擴散與轉移。所以，你的飲食可以成為癌細胞的發展的阻力，也可能成為助力。

三、癌細胞的轉移

癌細胞和正常細胞一樣，需要氧氣和養分才能活下去。由於癌細胞會不受限制地生長，因此當它長到特定大小後會面臨缺氧和養分的狀態。這時候，腫瘤細胞會分泌血管內皮生長因子來促進血管的新生，讓它能獲得氧氣和養分繼續生長。血管新生讓癌細胞具有移動的能力，能進入血管或淋巴管，而轉移到其他組織生長。而這也是為什麼當診斷出癌症後，即使手術、化療和放療等種種方法都做了，醫生仍不敢給我們保證是否能治癒；而西醫之所以會以五年存活率來看癌症的預後，也是因為大部分癌症被檢查出來時，多半已經太遲了。

　　表二十一是癌細胞大小與分裂代數的對應表格，從這個表格中我們會發現，癌症在 1 公分時被診斷出來就算是早，但此時癌細胞已分裂約 30 代，而當癌細胞分裂到 40 代時，人體將因不堪負荷而死亡，所以我們所謂的早期發現對癌細胞的生命期來說都太晚了，因為此時已超過癌細胞生命期的 3 ／ 4。而會有之前定期健檢都沒有檢查出癌症，但下一次卻突然檢查出癌症，就是因為受限於儀器檢測能力的緣故。

表二十一：癌細胞大小與分裂代數的對應表

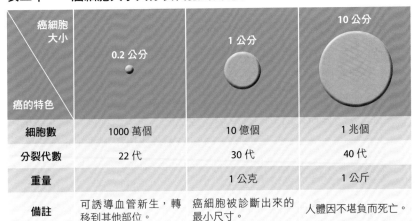

癌細胞大小　　癌的特色	0.2 公分	1 公分	10 公分
細胞數	1000 萬個	10 億個	1 兆個
分裂代數	22 代	30 代	40 代
重量		1 公克	1 公斤
備註	可誘導血管新生，轉移到其他部位。	癌細胞被診斷出來的最小尺寸。	人體因不堪負而死亡。

說明

　　由於癌細胞在分裂到 22 代，也就是 0.2 公分大小時就有誘導血管新生的能力，而有機會轉移到別的地方，所以即便發現癌症後馬上積極配合進行各種治療，醫生都無法保證是否在治療前，已有癌細胞轉移出去，因此無法對癌症治療的預後打包票。

　　總結來說，在對待癌症上絕對是預防勝於治療，也就是平日就要養好防癌力，預防癌細胞的產生，或在癌細胞發展前期即掐斷它。而若不幸曾罹患癌症的朋友，即使癌症療程結束，仍要持續培養免疫力與防癌力，來加強自己抗癌的本錢，以確保即使癌細胞曾在治療前就轉移出去，身體仍有本錢抑制它。

培養你的防癌力，遠離癌症威脅

　　講到癌症或防癌，我們常聽到「吃 XX 食物可防癌」，或「某某某因愛吃〇〇食物而罹患癌症」之類的說法，事實上，這都是錯誤的。因為從癌症的形成與生長過程，可發現癌症是一系列反應的結果，包括DNA 損傷、修補不當、免疫系統無法早期清除，然後在「腫瘤微環境」下生長坐大；所以，癌症的發生絕對非某單一原因所造成，想要防癌也非單一食物或方法所能達成，而是需要全方位的防癌策略。根據眾多研究與統計資料的結論均發現，家族遺傳僅占所有癌症的 5 ～ 10%，大部分的癌症是由後天所導致，換句話說，透過飲食與生活習慣的調整，75%的癌症是可以預防的！

一、遠離致癌物 & 促癌物！

　　前面的內容中，我們了解到紫外線、X 光、自由基及各種化學致癌物是導致 DNA 損傷，引起正常細胞癌變的原因之一，所以防癌第一招就是遠離環境中的各式致癌與促癌物質。

在所有致癌物中,威脅最大的是香菸。香菸燃燒後的數千種產物中,已知會致癌的就有 70 種。研究發現男性吸菸者罹患肺癌的機率是非吸菸者的 22 倍,口腔癌為 27 倍,其他諸如鼻、喉、陰莖和肛門等處癌症的罹患率也有 2 ～ 12 倍不等。**吸菸的危害不僅出現在直接抽菸者身上,環境中的二手菸也已證實會導致非抽菸者罹患肺癌。**

另外,**酒精也是很重要的致癌因素,因為它兼具致癌物與促癌物的特性**,目前的統計資料顯示約有 3.5%的癌症是由酒精造成的。過量飲酒會導致脂肪肝,並容易造成肝硬化,增加肝癌的罹患機會,此外還會增加多種癌症的風險,特別是口腔癌、鼻咽癌與食道癌等消化道癌症。故可以的話最好不要喝酒,如果要喝的話,一天不要超過兩單位的酒。

表二十二:環境與生活中常見的致癌物

致癌物類型	範例
生活習慣類	・香菸或二手菸 ・檳榔(檳榔鹼) ・過量飲酒 ・病毒、黴菌等感染。例如發霉花生或穀物所產生的黃麴毒素,或肝炎病毒會增加罹患肝癌的機會;人類乳突病毒(HIV)會增加女性罹患子宮頸癌的機率。 ・喜食過燙的湯或飲料。
環境類	・多環芳烴化合物(燃油、煤炭、瓦斯,或垃圾及其他有機物質燃燒不完全時會產生) ・雌激素、停經後的荷爾蒙取代療法 ・環境中的致癌物:PM2.5、輻射、紫外線、環境荷爾蒙 ・工業毒素:石綿、多氯聯苯等環境毒素

二、吃對好食物遠離癌症威脅！

在所有飲食構成要素中，脂肪和癌症的關係最強，如大腸癌、乳癌、攝護腺癌等，故最好選擇低脂食物，特別是限制動物性脂肪的攝取。另外，最好少用煎、炸等高油烹調方法來料理食物。在肉類的選擇上，家禽或海鮮肉類會優於家畜的紅肉。特別是深海魚等海產含較多的抗發炎油脂 ω-3 脂肪酸而有助防癌；而豬、牛、羊等紅肉因有研究顯示攝取過多時，罹患大腸癌的風險會增加 30%，故每週紅肉攝取量最好不要超過 500 公克。另外，經煙燻、燒烤、醃漬處理的加工肉類，如熱狗、香腸、火腿、臘肉、培根更是高風險致癌食物，最好還是少吃為妙。

蔬果也是防癌飲食計畫中相當重要的環節。蔬果富含纖維，纖維能減少致癌物與腸道的接觸、幫助腸道益菌的繁殖，因而有助預防腸癌，並減少乳癌等數種癌症的發生。蔬果中的植化素與抗氧化營養素可保護細胞免於自由基傷害，或在癌細胞的成長過程中起到避免 DNA 突變、抑制癌細胞的生長和繁殖等功能。例如花椰菜、甘藍菜、高麗菜、青江菜等十字花科蔬菜及蔥、蒜等蔬菜，因有助強化肝臟解毒而能降低環境毒素和致癌物對身體的傷害，所以最好每日能攝取 7 ～ 9 份蔬果。

表二十三：飲食中常見的致癌物

致癌物類型	範例
飲食類	• 以煙燻、燒烤、醃漬處理的加工肉類，如熱狗、香腸、火腿、臘肉、培根等添加亞硝酸鹽的肉品 • 高脂食物、高溫油炸食物 • 精製醣（如蔗糖） • 黃麴毒素（來自發霉的穀物，如玉米、花生、豆類、大麥、小麥等穀類發霉時會產生黃麴毒素） • 過辣的食物，或過量食用肉桂、茴香、花椒等辛香食品

三、維持理想體重,養成運動好習慣!

目前已知肥胖與多種癌症有密切關連,包括乳癌、子宮內膜癌、大腸直腸癌、胰臟癌、腎癌和攝護腺癌等癌症,故最好將體重維持在 BMI 指數 18.5 到 27 之間(盡量控制在 BMI 25 以下),特別要避免成年後發福。

另外,運動則被發現可降低 13 種癌症的風險。根據刊載在 2016 年 5 月美國醫學會雜誌(JAMA)上,針對 12 份共涵蓋約 144 萬人的研究,所做的運動和 26 種癌症的關聯分析,發現運動可以降低 13 種癌症的風險,其中最相關的是食道癌,可降低 42%,最少的則是乳癌的 10%,其他癌症則介於 13 ～ 27%間。故建議每週適度運動至少 150 分鐘,或可以每週 5 天,每次 30 分鐘為運動的目標。

四、定期檢查,預防勝於治療!

定期檢查有助早期發現癌症並盡早治療。以子宮頸癌為例,30 歲以上女性定期做子宮頸抹片檢查可降低 60 ～ 90%子宮頸癌發生率與死亡率;50 歲以上民眾定期做糞便潛血免疫檢查,可降低 50 ～ 69 歲民眾結腸癌死亡率 15 ～ 33%。目前政府針對四大國人發生率較高的癌症:大腸癌、乳癌、子宮頸癌及口腔癌都有提供免費篩檢,符合免費檢查資格的民眾可多加利用。

防癌飲食與營養補充指南

一、飲食篇

　　基本上光憑健康飲食就可降低 30 ～ 40%的癌症，對於大腸癌、胃癌來說，飲食的關聯更可高達 75%，乳癌也有 50%。**防癌飲食基本上就是低脂、少紅肉、少加工精製食物、少糖、多蔬果**，這樣的飲食可以提供身體所需抗氧化劑、抗發炎營養素、葉酸與維生素 B 群、植化素等維持細胞健康所需營養、保護身體免於癌症的威脅。

表二十四：食物挑選建議──防癌篇

食物分類	飲食建議	備註
五穀根莖類	· 最好選擇加工較少的糙米、胚芽米、五穀米或全穀類；或地瓜、南瓜、芋頭等地下根莖類食物。 · 如因環境缺乏選擇可挑選白米、米粉、麵條等主食，但宜適量攝取。	少吃加工精製醣類食物，不要吃餅乾、零食、糕點等精製澱粉類食物。
豆魚肉蛋類	· 蛋、豆製品、新鮮家禽、魚貝海鮮均可。 · 宜少吃豬、牛、羊等家畜紅肉，以及熱狗、香腸、火腿、臘肉、培根等添加亞硝酸鹽的肉品。	肥肉、雞鴨魚皮等高脂食物容易殘留環境荷爾蒙宜少吃；盡量少吃煎炸等高油料理食物，或煙燻、燒烤、醃漬的肉品。
奶類	· 無特別限制。	牛奶最好以原味為主，優酪乳以原味、無糖為優。
水果、蔬菜類	· 以新鮮水果和新鮮蔬菜為主，可多攝取深色（黃、橙、紅、紫）的蔬菜。 · 多攝取花椰菜、高麗菜、甘藍等十字花科蔬菜；或蔥、蒜、韭菜。 · 少吃醃漬蔬果、蔬果乾或蜜餞等加工蔬果。	深色蔬果抗氧化能力較高；十字花科蔬菜和及蔥、蒜、韭菜富含有機硫化物，可幫助肝臟解毒。
油脂類	· 無特別限制，依照烹調習慣選擇適合的油脂。	盡量避免高溫油炸；高溫烹調時宜選擇冒煙點較高的油品，以避免高溫導致油脂裂變或產生自由基。

二、營養補充指南

營養補充品可用來補飲食營養的不足，或彌補因人在江湖，身不由己的無奈。你可以參考以下表二十五的類型欄，視自己的需求來選擇適合自己的營養補充品。

表二十五：坊間常見防癌相關營養補充品

類型	營養素範例	備註
抗氧化	• **維生素類**：維生素E、維生素C、β-胡蘿蔔素等。 • **礦物質類**：硒、鋅、銅、錳等。 • **植化素**：葉黃素、茄紅素、β-胡蘿蔔素等類胡蘿蔔素；吲哚、異硫氰酸鹽、蘿蔔硫素等有機硫化物；多酚、兒茶素、花青素等類黃酮類；鞣花酸、綠原酸等酚酸類。	避免 DNA 損傷；改善腫瘤生長微環境。
抗發炎	• **ω-3 脂肪酸類**：深海魚油、亞麻仁子油。 • **植化素**：如芸香甘、檞黃素、薑黃、花青素、丁香酚等類黃酮類。	避免 DNA 損傷；改善腫瘤生長微環境。
提升免疫力	• **維生素類**：維生素E、維生素A、維生素D、維生素C。 • **免疫多醣體類**：如靈芝、冬蟲夏草、諾麗果、蘆薈、褐藻醣膠、米蕈、葡聚醣等。 • **其他**：牛初乳、免疫蛋粉、免疫牛奶。	透過提升免疫細胞戰力，或提升免疫系統製造抗體、補體、干擾素等對抗致病微生物武器的能力來支援免疫力。
降低致癌物的危害	吲哚、異硫氰酸鹽、蘿蔔硫素、蒜素等有機硫化物。	幫助肝臟解毒，避免致癌物的危害。
其他	維生素D、維他命B群（如葉酸、維生素B6、B12、B2）。	在多種癌症上扮演重要預防角色，體內維生素 D 含量是否足夠是預測許多癌症預後及死亡率的重要因子；維生素 B 群有利於良性甲基化的維持，避免 DNA 損傷。

國家圖書館出版品預行編目資料

治癒飲食：練好七大健康力從吃對飲食開始 / 劉素
櫻作. -- 初版. -- 臺北市：華成圖書, 2017.08
　面；　公分. --（保健鋪系列；A0238）
ISBN 978-986-192-305-5(平裝)

1.營養學 2.健康飲食

411.3　　　　　　　　　　　　　　106009888

保健鋪系列　A0238

治癒飲食 練好 7 大 健 康 力 從吃對飲食開始

作　　者／劉素櫻

出版發行／華杏出版機構
　　　　　華成圖書出版股份有限公司
　　　　　www.far-reaching.com.tw
　　　　　11493台北市內湖區洲子街72號5樓（愛丁堡科技中心）
　　　　　戶　　名　　華成圖書出版股份有限公司
　　　　　郵政劃撥　　19590886
　　　　　e-mail　　huacheng@email.farseeing.com.tw
　　　　　電　　話　　02-27975050
　　　　　傳　　真　　02-87972007
　　　　　華杏網址　　www.farseeing.com.tw
　　　　　e-mail　　fars@ms6.hinet.net
　　　　　華成創辦人　郭麗群
　　　　　發 行 人　　蕭聿雯
　　　　　總 經 理　　蕭紹宏
　　　　　法律顧問　　蕭雄淋・陳淑貞

　　　　　主　　編　　王國華
　　　　　責任編輯　　楊心怡
　　　　　美術設計　　陳秋霞
　　　　　印務主任　　何麗英

定　　價／以封底定價為準
出版印刷／2017年8月初版1刷

總 經 銷／知己圖書股份有限公司
　　　　　台中市工業區30路1號　　電話 04-23595819　　傳真 04-23597123

☻讀者回函卡

謝謝您購買此書，為了加強對讀者的服務，請詳細填寫本回函卡，寄回給我們（免貼郵票）或 E-mail至huacheng@email.farseeing.com.tw給予建議，您即可不定期收到本公司的出版訊息！

您所購買的書名/＿＿＿＿＿＿＿＿＿＿＿ 購買書店名/＿＿＿＿＿＿＿＿＿＿

您的姓名/＿＿＿＿＿＿＿＿＿＿＿ 聯絡電話/＿＿＿＿＿＿＿＿＿＿

您的性別/□男 □女 您的生日/西元＿＿＿＿年＿＿月＿＿日

您的通訊地址/□□□□□＿＿＿＿＿＿＿＿＿＿＿＿＿＿

您的電子郵件信箱/＿＿＿＿＿＿＿＿＿＿＿＿＿＿＿＿＿

您的職業/□學生 □軍公教 □金融 □服務 □資訊 □製造 □自由 □傳播
　　　　 □農漁牧 □家管 □退休 □其他

您的學歷/□國中（含以下） □高中（職） □大學（大專） □研究所（含以上）

您從何處得知本書訊息/（可複選）

□書店 □網路 □報紙 □雜誌 □電視 □廣播 □他人推薦 □其他

您經常的購書習慣/（可複選）

□書店購買 □網路購書 □傳真訂購 □郵政劃撥 □其他＿＿＿＿＿＿＿＿＿＿

您覺得本書價格/□合理 □偏高 □便宜

您對本書的評價（請填代號/ 1.非常滿意 2.滿意 3.尚可 4.不滿意 5.非常不滿意）

封面設計＿＿＿ 版面編排＿＿＿ 書名＿＿＿ 內容＿＿＿ 文筆＿＿＿

您對於讀完本書後感到/□收穫很大 □有點小收穫 □沒有收穫

您會推薦本書給別人嗎/□會 □不會 □不一定

您希望閱讀到什麼類型的書籍/＿＿＿＿＿＿＿＿＿＿＿＿＿＿＿＿＿

您對本書及我們的建議/

華杏出版機構

華成圖書出版股份有限公司　收

11493台北市內湖區洲子街72號5樓（愛丁堡科技中心）
TEL/02-27975050

（沿線剪下）

（對折黏貼後，即可直接郵寄）

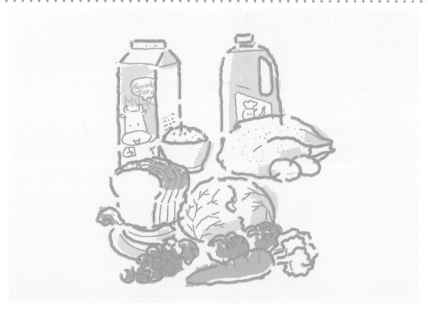